Lebensernte

Anton A. Bucher

Lebensernte

Psychologie der Großelternschaft

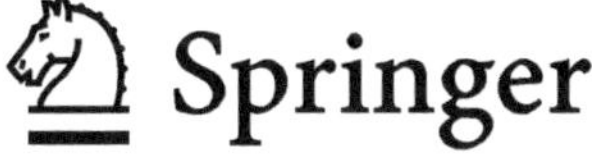

Anton A. Bucher
Universität Salzburg
Salzburg, Österreich

ISBN 978-3-662-57987-9 ISBN 978-3-662-57988-6 (eBook)
https://doi.org/10.1007/978-3-662-57988-6

Die Deutsche Nationalbibliothek verzeichnet diese Publikation in der Deutschen Nationalbibliografie; detaillierte bibliografische Daten sind im Internet über http://dnb.d-nb.de abrufbar.

Umschlaggestaltung: deblik Berlin
Fotonachweis Umschlag: © bittedankeschön/stock.adobe.com

Springer ist ein Imprint der eingetragenen Gesellschaft Springer-Verlag GmbH, DE und ist ein Teil von Springer Nature
Die Anschrift der Gesellschaft ist: Heidelberger Platz 3, 14197 Berlin, Germany

Vorwort

Vielleicht haben einige von Ihnen, verehrte Leserinnen und Leser, es selber erlebt: dass Sie sich mit Ihrem Sohn oder Ihrer Tochter unterhielten, bis das ausgewachsene Kind sagte: „Und noch etwas: Wir bekommen ein Baby!" Diese Worte können bewirken, dass die Zeit stehen bleibt und stärkste Gefühle aufwallen: Überraschung, Freude, Glück, bis dazu hin, dass die Stimme stockt und Tränen kommen. In diese Euphorie kann sich aber alsbald Besorgnis schleichen: Ist das Enkelkind gesund? Wird die Schwangerschaft gut verlaufen? Auch kann sich die Erkenntnis breit machen: Eine neue Generation, das bedeutet doch auch, dass ich als Oma oder Opa eine Generation weiter hinten bin, eine Generation näher beim unentrinnbaren Tod, was aber auch tiefe Dankbarkeit für das Wunder des Lebens und dessen Weitergabe auslösen kann.

Der Eintritt in die Großelternschaft wird zumeist als unvergessliche Zäsur erlebt, als der Beginn eines neuen Lebensabschnitts, der – im Unterschied zu noch vor hundert Jahren – lange dauern kann, ein Vierteljahrhundert, oft noch länger. Freilich, Großelternschaft kann auch als kritisch erfahren werden, etwa wenn die werdende Mutter noch die Pflichtschule besucht. Aber mehrheitlich wird sie positiv empfunden, als Ernte dafür, eigene Kinder großgezogen zu haben, aber auch als Anfang, um in die neue Rolle als Großmutter oder Großvater hineinzuwachsen.

Obschon es in der Menschheitsgeschichte noch nie der Fall war, dass so viele Enkel ihre Großeltern kennenlernen dürfen, so viel Lebenszeit mit ihnen teilen, von ihnen so Mannigfaltiges profitieren können – Spaß, die alten Familiengeschichten, gemeinsames Radeln, großzügige Geschenke, Ratschläge fürs Leben –, sind Großeltern in Psychologie und Pädagogik randständig. Weit verbreiteter sind Ratgeber für Großeltern. Der Marktführer im Internethandel, Amazon, listet im Dezember 2018 immerhin 533 Titel auf, in denen viel Anregendes zu lesen ist, gelegentlich aber auch banale Ratschläge, etwa der, Enkel nicht dann zu besuchen, wenn sie unter die Bettdecke schlüpfen müssten. Oder Kindern nicht stets Lollipops zu schenken, wenn die Eltern eine gesunde Ernährung ihrer Kinder wünschen. Viele Ratgeber basieren auf den persönlichen Erfahrungen, die mit den eigenen Großeltern gemacht wurden, aber auch auf solchen mit eigenen Enkeln. Aber individuelle Erfahrungen – auch mit Großeltern – können sich enorm unterscheiden. Einem Enkel mag es enorm Spaß bereiten, an der Seite des Opas Hunderte Höhenmeter zu ersteigen; ein anderer hingegen, weil kein Bewegungstemperament, erlebt dies als schweißtreibende Pein.

Weit spärlicher ist wissenschaftliche Großelternliteratur. Zwar liegen zahlreiche Untersuchungen vor, die zumeist in Fachzeitschriften erschienen und nicht leicht greifbar sind. Dieses Buch versucht die Lücke zu schließen, indem Großelternschaft in ihrer Vielfalt und auf der Basis soziologischer und psychologischer Fakten ausgebreitet wird. Wie viele Zeitgenossen sind Großeltern? Und ab welchem Alter schaukeln sie das Enkelkind erstmals im Arm? Wesentlich früher als vielfach angenommen. Sind die Großfamilien mittlerweile im Zeitalter der höchsten Mobilität dermaßen weit auseinander gerissen, dass Kontakte von Angesicht zu Angesicht nur selten möglich sind? Sind heutige Großeltern Skype-Omas und WhatsApp-Opas? Und was machen Großeltern mit ihren Enkeln typischerweise? Weit Abwechslungsreicheres als nur Märchen erzählen. Aber: Wollen sich Großeltern überhaupt noch viel Zeit mit ihren Enkeln abgeben? Und nicht vielmehr eigenen Hobbies nachgehen, im Fitnesscenter laufen, die Welt bereisen, sich selbst verwirklichen? Letzteres ist erwiesenermaßen seltener als das Engagement für die Großkinder. Wie erleben Enkel ihre Großeltern? Primär als alt, gebrechlich, leicht schrullig und mit weißem Haar? Vereinzelt durchaus, aber weit häufiger als jung geblieben, dynamisch, sportlich auf dem Rad oder in den Turnschuhen. Was meinen Enkel von ihren Großeltern zu lernen? Weit mehr als nur alte Familiengeschichten, nämlich Haltungen und Einstellungen, die prägend für das ganze Leben werden können, beispielsweise in Krisen nie aufzugeben. Und haben Enkel unter ihren Großeltern auch einen Favoriten? Viele Studien belegen es: Die Mutter der Mama, wohingegen der Opa väterlicherseits in der Regel die schlechtesten Karten hat. Aber auch er wird von mehr Enkeln gemocht als abgelehnt. Und waren in der Evolution Großeltern wirklich nützlich und nicht vielmehr eine Belastung, wenn ihre Arbeitskraft nachließ und sie gebrechlich wurden, aber doch mitessen wollten? Gut gesichert ist, dass zumal die Großmütter dem Überleben unserer

Vorfahren besonders nützlich waren. Ihnen sei zu verdanken, dass sich die Lebenserwartung unserer Ahnen im Vergleich etwa zu den Schimpansen enorm verlängerte.

Wie kaum eine andere Personengruppe stehen Großeltern in der Gefahr, stereotypisiert zu werden: Die silberhaarige Oma, die im Schaukelstuhl sitzt und strickt, der glatzköpfige Opa, mit Brille, in ein altes Buch vertieft. Entstanden sind diese Stereotype erst im neunzehnten Jahrhundert, nachdem in früheren Zeiten von „Großeltern" noch gar nicht die Rede war, sondern schlicht von Alten, die oft als Last empfunden wurden. Erst im bürgerlichen Zeitalter begann sich die Großelternrolle zu etablieren und kam es zu ihrem förmlichen Kult, dies jedoch um den Preis der eben erwähnten Stereotypisierung. Ein zentrales Anliegen dieses Buches besteht darin, Großelternklischees zu hinterfragen und ihnen die enorme Vielfalt gelebter Großelternschaft entgegenzustellen. Großeltern können zwischen 35 und 105 Jahre alt sein, am Sonntag einen Marathon laufen oder im Pflegeheim liegend Besuch empfangen, der nicht auf Anhieb erkannt wird. Enkel können in der Wiege liegen oder in der Lebensmitte ein neues Unternehmen gründen. Dem gegenüber ist Elternschaft wesentlich homogener.

Das Titelwort „Lebensernte" beinhaltet zweierlei: Zum einen das Geschenkhafte. Großeltern kommen Enkelkinder zu, ohne dass sie sich direkt dafür zu engagieren haben – allenfalls sekundär durch Unterstützung. Viele rechnen die Enkelkinder zu den größten Gaben, die das Leben bereithält. Zum anderen bedeutet Ernte auch: Zupacken, oft bis der Schweiß rinnt. Unzählige Großeltern haben dies getan und tun dies noch immer, und werden es weiterhin tun, damit neue Glieder an die gewaltige Kette des Lebens gereiht werden können.

Herzliche bedanke ich mich bei den Mitarbeiterinnen von Springer für die professionelle Begleitung des Buches, insbesondere Monika Radecki und Esther Dür.

Anton A. Bucher

Inhaltsverzeichnis

Über den Autor

Prof. Dr. Anton A. Bucher widmet sich neben seinen universitären Studien gern psychologischen Aspekten des guten Lebens und ist Autor mehrerer erfolgreicher Bücher.

1

Einleitung

Zusammenfassung

Nach einer kurzen Würdigung von Großelternschaft wird dargelegt, dass diese in Psychologie und Pädagogik lange ein randständiges Thema war. Doch in den letzten Jahren stieg auch das wissenschaftliche Interesse an Oma und Opa. Gründe dafür sind: Die gestiegene Lebenserwartung, was auch die Großelternrolle zeitlich ausdehnt, der Blick auf mehr Generationen, schöpferische Generativität im Alter, das gestiegene Ansehen von Großeltern. Sodann wird eine kurze Vorschau auf das ganze Buch ausgebreitet.

Großeltern: Das weckt idyllische Bilder. Die Oma im Lehnstuhl, die Silberhaare zu einem Knoten hochgesteckt, eine Brille unter der runzligen Stirne, den ergriffen lauschenden Enkeln Rotkäppchen vorlesend. Der Opa, grauhaarig und gebückt, der seinem Großkind zeigt, wie ein Laubsägeblatt einzuspannen ist und hernach wieder zu seinem Gehstock greift. Kaum eine Bevölkerungsgruppe wird auf so hartnäckige Stereotype reduziert wie die Großeltern. Dabei kann eine ‚moderne' Oma im höheren Management sitzen, ohne ein einziges graues Haar, und am Wochenende Salsa tanzen oder einen Dreitausender erklettern. Und ein moderner Opa kann einen Marathon unter drei Stunden laufen und am folgenden Tag zu einer Geschäftsreise nach Schanghai aufbrechen. Gewiss, Großelternschaft war schon immer vielgestaltig. Aber in den letzten Jahrzehnten ist sie, zumal aufgrund der gestiegenen Lebenserwartung, noch vielfältiger geworden, vom dementen Hindämmern im Seniorenheim bis hin zum Schaukeln des ersten Enkels lang vor dem vierzigsten Geburtstag. Ein zentrales Ziel dieses Buches besteht darin,

A. A. Bucher, *Lebensernte*, https://doi.org/10.1007/978-3-662-57988-6_1

Klischees über Omas und Opas durch die Vielfalt gelebter Großelternschaft zu ersetzen, die zwischen dem 35. und hundertsten Altersjahr gelebt werden kann, und zwar auf der Basis empirischer Forschung, auch einer eigenen Befragung von 226 Personen zu ihren Großeltern.

Wie unterschiedlich sich Großelternschaft auch konkretisiert – mehrheitlich wird sie positiv gewürdigt und auch so erlebt, nicht nur von den Omas und Opas selber, sondern auch von Enkeln. Was tat der kleine Johann Wolfgang Goethe (1977 X, S. 45) mit seiner Schwester Cornelia, wenn es mit den Eltern Ärger gab? Sie „flüchteten" zu den Großeltern, die gleich ums Eck wohnten. Einer der bekanntesten Songs des Austropops ist ein Lobgesang auf den Großvater: „Und durch dei Art, wie du dei Lebn glebt hast, hab i a Ahnung griagt, wie mas vielleicht schafft", sang berührend Gert Steinbäcker, der bei jeder Querele mit der Mutter zu seinem Opa lief, der ihm auch nachsah, einige tausend Schilling geklaut zu haben. Großeltern in der Schweiz, und beileibe nicht nur dort, sind mehr Zeit erzieherisch tätig als alle dortigen Grundschullehrerinnen und Grundschullehrer zusammen: „Ohne Krippe Grosi (Großmutter) stünde vieles still" (Bauer und Strub 2002). Millionen von Kindern erlebten ihre Großväter, noch mehr die Großmütter als segensreich, so eine um 1940 geborene Österreicherin, deren Vater im Krieg fiel: „Meine Mutter hatte die große Aufgabe, drei Kinder zu versorgen. Die Menschenbildung übernahm die Großmutter, die ein weites, liebendes Herz hatte. Dadurch erlebte ich eine glückliche Kindheit trotz vieler Entbehrungen." (Bucher 2001, S. 198).

Mit diesem Segen, der von so vielen Großeltern ausströmte, kontrastiert, dass sie in der Psychologie und Pädagogik Randfiguren sind. Im weit verbreiteten „Pädagogischen Grundwissen" (Gudjons [10]2008) kommen sie nicht vor. So viel Kinderglück und pädagogische Expertise, die von Großeltern ausgehe, werde „überraschend spärlich" thematisiert (Werner et al. 1998). Noch vor wenigen Jahren bedauerten Noy und Taubmann – Ben-Ari (2015), der Eintritt in die Großelternschaft – für viele der Anfang eines neuen Lebensabschnittes und überwältigendes Glück – habe kaum zu Forschung inspiriert. Besonders marginalisiert würden die Großväter, obschon es „der schönste Job der Welt" sei, ein solcher zu sein (Hammer 2017, S. 11). Sei von Großeltern die Rede, meine man stillschweigend die Großmütter (Mann 2007, S. 284). Großvaterforschung stecke in den Kinderschuhen (Bates 2009, S. 335). Auch die Entwicklungspsychologie habe die Großelternschaft übersehen (Smith 1991, S. 1), obschon allein in Deutschland mehr als 14 Mio. Großeltern leben (Spiewak 2011).

Doch seit gut drei Jahrzehnten interessieren sich Human- und Sozialwissenschaftler vermehrt für Großeltern. Smith (1991, S. 2) benennt dafür drei Gründe:

Erstens: Die im 20. Jahrhundert rasant gestiegene Lebenserwartung, bei den Frauen von 53 Jahren (um 1900) auf mittlerweile 83 Jahre, bei den Männern von 51 auf 78 Jahre (statista 2016). Noch nie war so vielen älteren Menschen so viel Lebenszeit geschenkt, um ihre Enkel, teils auch Urenkel heranwachsen zu sehen. Noch vor hundert Jahren waren persönliche Kontakte zwischen Enkeln und Großeltern „seltene Ausnahme" (Lauterbach 1995, S. 24). Immer mehr Menschen können die Hälfte ihres gesamten Lebens Großeltern sein, oder noch länger.

Zweitens: Die Familienforschung fokussierte lange auf die Vierzimmerwohnungsfamilie aus zwei Generationen. In den letzten Jahren erweiterte sie ihre Perspektive, zum einen kontextuell (Kindergarten, Schule), zum anderen chronologisch in Richtung mehrgenerationelle „Bohnenstangenfamilien" (Bengtson 2001), dies umso mehr, weil ältere Menschen zusehends häufiger Urgroßeltern werden. Jede vierte betagte Österreicherin trug einen Urenkel im Arm (Scholta 1989, S. 437), und jedes neugeborene Kind in der Schweiz hat mindestens einen Urgroßelternteil (Höpflinger et al. 2006, S. 27).

Drittens: Auch die Entwicklungspsychologie, traditionell auf Kindheit und Jugend fokussiert, berücksichtigt vermehrt die gesamte Lebensspanne und würdigt die vielfältigen Entwicklungsmöglichkeiten im Alter, das zwar Verluste mit sich bringt (schwereres Atmen beim langsameren Treppensteigen), aber auch Gewinne. Einer davon, der zumeist erhebt und die Existenz vertieft, ist das Schaukeln des ersten Enkels (Noy und Taubmann – Ben-Ahri 2015).

Ein weiterer Grund für die intensivere Forschung über Großeltern besteht darin, dass deren Ansehen gestiegen ist. Die ersten wissenschaftlichen Publikationen kritisierten sie massiv. „Die Großmutter: Ein Problem in der Kinderpflege", weil sie die Enkel diametral anders erziehe als die Eltern (Vollmer 1937). Jeder Kinderarzt wisse, dass Großmütter ihren Enkeln schaden würden, weil sie zu sehr verwöhnen. Strauß (1946) schilderte eine zu laxe Erziehung durch eine Großmutter, wodurch der Enkel auf die schiefe Bahn geriet: „Oma machte Johny zum Verbrecher". Großeltern seien ursächlich für Fehlentwicklungen bei den Enkeln (La Barre 1960). Der renommierte Psychoanalytiker Rapaport (1958) behauptete ein „Großelternsyndrom": „Bestimmte Muster von gestörtem, ja groteskem Verhalten wurzeln wahrscheinlich in der Identifikation mit einem Großelternteil" (ebd., S. 518). Eine vierzigjährige Frau habe deshalb an einer nicht organisch bedingten Inkontinenz gelitten, weil sie sich als Kind mit ihrer bettlägerigen, Windeln tragenden Großmutter identifiziert habe.

Diese Großelternschelte wich mehrheitlich einem vielstimmigen Lobgesang. „Großeltern – Garanten von Solidarität und Wohlbefinden in den

Familien“ (Perrig-Chiello 2017). Sie seien „die Beschützer des kindlichen Glücks“ (Uhlenberg und Kirby 1998). In der Tat: Kinder, wenn sich ihre Großeltern oft und liebevoll mit ihnen abgegeben hatten, wuchsen zu Jugendlichen heran, die liebenswürdiger und glücklicher waren (Buchanan und Griggs 2009). Auch das Umgekehrte gilt: Enkel tun den Großeltern gut, die sich einer besseren Gesundheit erfreuen können, wenn sie öfters den Kinderwagen schieben (Di Gessa et al. 2016a).

Gleichwohl verbietet sich ein zu idyllischer Blick auf Großelternschaft. Sie birgt Konflikte in sich, zumal mit eigenen Söhnen und Töchtern, wenn diese anderer Ansicht sind, wie viele Haribos erlaubt sind (Adcox 2017; Rogge 2003, S. 359–372). Großelternschaft kann zu schweißtreibender Strapaze werden, wenn die volle Pflege der Enkel übernommen werden muss, etwa im Falle drogensüchtiger Eltern (Hughes et al. 2007; Baker und Silverstein 2012). Nicht mehr „Vergnügen ohne Verantwortung“ – so eine klassische Umschreibung der Großelternrolle (Neugarten und Weinstein 1964, S. 200) –, sondern Bürde mit Verantwortung. Und: Nicht alle Großeltern haben ihre Enkel geherzt. Einige verhielten sich ihnen gegenüber teuflisch, so unüberbietbar Josef Fritzl, der im niederösterreichischen Amstetten seine Tochter in ein unterirdisches Verlies einsperrte und mit ihr sieben Enkelkinder zeugte, von denen eines nach der Geburt starb (Kastner 2009).

Das Buch intendiert eine empirisch fundierte Gesamtschau auf das Phänomen Großelternschaft. In dieses eingestimmt wird im ersten Kapitel mit literarischen Schilderungen, weil Sätze wie „Der Großvater schaute so lange auf das friedlich schlafende Kind (Heidi), bis der Mond wieder hinter die Wolken trat“ (Spyri 2013, S. 32), anschaulicher sind als statische Werte, die freilich auch notwendig sind. Sodann werden nach wie vor verbreitete Klischees über Großeltern ausgebreitet, die zurechtzurücken ein Hauptanliegen dieses Buches ist. Entstanden sind diese Stereotype zeitgleich mit der historisch jungen bürgerlichen Großelternrolle, wovon Abschn. 2.3. handelt. Aber: Keineswegs alle Omas wollen nur das fürsorgliche Hausmütterchen sein (Wearing und Wearing 1996; Davis 2015), und keineswegs alle Opas einfach nur gutmütig und stets mit den Enkeln herumwerkeln.

Kap. 3 präsentiert soziologische Fakten zu Großeltern. Wie viele davon gibt es überhaupt? In welchem Alter dürfen sie sich das erste Mal am Enkelkind erfreuen? Wie lange dauert durchschnittliche Großelternschaft? Zusehends länger, aber mit immer weniger Enkeln, um die sich immer mehr Omas und Opas mitunter regelrecht buhlen (Spiewak 2011). Und wohnen die meisten Großeltern und Enkel wirklich viele Stunden entfernt? Oder nicht doch in guter Erreichbarkeit?

Kap. 4 beschreibt konkret gelebte Großelternschaft, die sich enorm unterscheidet, bald sporadisch an Geburtstag und Weihnachten, bald rund um die Uhr. Was tun Großeltern mit ihren Enkeln typischerweise? Nur Geschichten erzählen? Wie verstehen sie ihre Rolle? Und wollen sie die Enkel vor allem verwöhnen, oder nicht doch dazu beitragen, dass sie nicht zu viel fette Pommes verzehren?

Kap. 5 breitet Früchte der Großelternschaft aus, zunächst für diese selber. Wenn sich Oma und Opa oft den Enkeln zuwenden, können sich diese als wahrliche Jungbrunnen erweisen (Bordone 2017). Weniger jedoch dann, wenn sie die Eltern ersetzen müssen, was in Erschöpfung herunterziehen kann (Blustein et al. 2004). Segensreich sind auch viele Effekte von Großeltern auf die Enkel, die mannigfaltig von ihnen profitieren können.

Kap. 6 nimmt die Perspektive der Enkel ein. Wie erleben sie Oma und Opa? Was halten sie von ihnen? Schrullige Oldies oder Kindheitsglück? Mehrheitlich letzteres! Und dies umso mehr, je öfters und herzlicher sich ihnen die Großeltern zuwenden. Viele Enkel erleben ihre Großeltern als für das gesamte Leben prägende Mentoren, und dies sogar umso eher, je weniger sich diese aufdrängen: „Oma war immer da, aber nie hinter mehr her", so eine unserer Befragten.

Kap. 7 präsentiert zusammenfassende pädagogische Schlussfolgerungen. Allerdings versteht sich das Buch nicht primär als Ratgeber für Großeltern, von denen viele auf dem Markt sind (Stoppard 2016; Meinerts 2012), mit zum Teil reißerischen Titeln wie „Oma für Einsteiger" (Vennebusch 2017) oder „Hilfe wir werden Großeltern" (Leuthner 2011). In „Ratschläge" steckt auch „Schläge" (Achner 2014, S. 3). Vielmehr ist zu erörtern, wie Großeltern mit Enkeln faktisch interagieren, welche Erfahrungen sie dabei machen, welche Effekte dies zeitigt und was dazu empirisch abgesichert bekannt ist. Immer wieder sollen Großeltern selber zu Wort kommen, weil viele von ihnen reichlich pädagogische Expertise angesammelt haben.

2

Silberhaarige Verwöhner: Stereotype über Großeltern und die Geschichte ihrer Rolle

Inhaltsverzeichnis

Zusammenfassung

Nach teils berührenden literarischen Schilderungen von gelebter Großelternschaft werden gängige Stereotype über Großmütter und Großväter ausgebreitet, wie sie sich in Medien wie Kinderbüchern, in der Werbung etc. finden: Weißhaarig, gebückt, allenfalls Kekse backend, nicht aber noch voll im Beruf stehen oder einen Marathon laufen. Sodann wird entfaltet, wie diese Stereotype historisch entstanden. Die Großelternrolle ist vergleichsweise jung, nachdem bis in die Neuzeit von „Alten" die Rede war, die oft als Last empfunden wurden. Sie etablierte sich erst im ausgehenden 18. Jahrhundert, um dann gleich Gegenstand eines förmlichen Kultes zu werden. Aktuell ist Großelternschaft ein enorm vielfältiges Phänomen.

A. A. Bucher, *Lebensernte*, https://doi.org/10.1007/978-3-662-57988-6_2

2.1 Dichter lassen Großeltern lebendig werden

In seinem autobiografischen Roman „Der grüne Heinrich“ erzählt Gottfried Keller (2006, S. 182), wie er als Kind, voll von „Scheu“, erstmals seiner Großmutter begegnete. „Sie war schlank und fein gewachsen, trotz ihres hohen Alters beweglich und aufmerksam, keine Städterin und keine Bäuerin, sondern eine wohlwollende Frau; jedes Wort, das sie sprach, war voll Güte und Anstand, Duldung und Liebe.“ Nachdem sie kurz geplaudert hatten, schlief sie ein. Der Dichter fuhr fort: „Als ich mich erhob …., erwachte sie sogleich, hielt mich an und betrachtete mich; wie in ihrer Person das meinem Dasein Vorhergegangene groß und unvermittelt vor mir stand, mochte ich als die Fortsetzung ihres Lebens, als ihre Zukunft dunkel und rätselhaft vor ihr stehen.“ So warmherzig schreiben nur Dichter. Es ist ein bewährter Weg, sich psychologischen und pädagogischen Phänomenen über den Weg der Literaten zu nähern. Denn viele von ihnen waren begnadete Pädagogen, so Goethe und Stifter, aber auch tiefsinnige und feinfühlige Psychologen, so Dostojewski. Dichter haben Großeltern berührende und bleibende Denkmäler gesetzt (Willi 1988).

Großeltern erschließen den Enkeln erzählend die Welt und die Geschichte Zu meinen unvergesslichen Erinnerungen an den Großvater gehört, wie dieser, während der Feldarbeit, Geschichten erzählte: Wie Wilhelm Tell den Apfel traf, wann und warum der benachbarte Hof abbrannte etc. Adalbert Stifter (1805–1868), einer der wortgewaltigsten Schilderer der deutschen Sprache, erlebte Ähnliches. Im „Haidedorf“ lässt er eine Oma auftreten, die eine Reminiszenz an seine Großmutter Ursula ist: „Dem Knaben erzählte sie die heiligen Geschichten“ zumal aus der Bibel und der Sagenwelt, und er, der Junge, „schloss alle Tore seiner Welt auf und ließ den phantastischen Zug eingehen“ (Stifter 1985, S. 159). Die Erweckung zum Dichter verdankte Stifter seiner Großmutter. Auch ein weiterer Literat des 19. Jahrhunderts erklärte sich seine Fantasie mit den Anregungen durch seine Großmutter: Karl May (1842–1912). „Ich war die ganze Zeit des Tages nicht bei den Eltern, sondern bei Großmutter. Sie war mein alles. Sie war mein Vater, meine Mutter, meine Erzieherin, mein Licht, mein Sonnenschein …. Alles, was ich in mich aufnahm, leiblich und geistig, das kam von ihr“ (aus Stohrer und Klosinski 2008, S. 134). Auch heutige Enkel, die ihren Omis erklären, wie das iPhone zu bedienen ist, können tief glücklich sein, wenn diese ihnen erzählen (Abschn. 6.3).

Enkelkinder lieben ihre Großeltern – und umgekehrt Ausgesprochen zärtlich seiner Großmutter zugetan war Carl Spitteler (1845–1924), der sich in den kriegshetzenden Jahren des Nationalismus beherzt für Neutralität und Frieden einsetzte. In „Meine frühesten Erlebnisse" bekannte er: „Man kann heißer und leidenschaftlicher, aber nicht inniger und seliger lieben, als ich in meinem ersten Lebensjahre meine Großmutter liebte. Eine ruhige, stetige Liebe ohne Trübung, glücklachend, herzjauchzend, mit selbstverständlicher Gewissheit der Gegenliebe" (Spitteler 1986, S. 10). Mit zärtlichen Händen habe er den Mund und die Nase seiner Oma ertastet – und umgekehrt. Auch heute kann es höchstes Glück sein, zärtlich über das Näschen eines Großkindes zu streicheln.

Großeltern kümmern sich um ihre Enkel Inge Guist (1992, S. 118) wurde 1936 in Siebenbürgen geboren und wuchs mit ihrer jüngeren Schwester bei der Mutter auf, die aber 1945 nach Russland verschleppt wurde. „Meine jüngste Schwester wurde an dem Tag gerade drei Jahre alt. Unsere beiden Großmütter sorgten dann für uns." Berührend erzählt sie, wie die beiden alten Frauen am Fußende ihres Bettes kauerten und bangten, während sie gegen eine Lungenentzündung kämpfte. Nur wegen ihrer Großmütter sei ihre Kindheit „fröhlich" gewesen. In der Tat: Viele Großeltern kümmerten (und kümmern) sich aufopferungsvoll um ihre Enkel, wenn dies den Eltern verwehrt oder unmöglich war bzw. ist (Abschn. 4.5). Besonders zärtlich war das Verhältnis des jungen Jean Paul Sartre zu seinem Großvater, nachdem sein Vater verstorben war, wie er 15 Monate zählte. Seine Mutter zog in ihr Elternhaus zurück, wo der Junge seinen Opa auch so erlebte: „Ich beglückte ihn durch meine bloße Gegenwart. Er wurde der Gott der Liebe mit dem Bart von Gottvater …; er legte die Hand auf mein Haupt, ich spürte die Wärme seiner Handfläche; mit einer Stimme, die vor Zärtlichkeit bebte, nannte er mich sein ‚Kleinchen'" (Sartre 1988, S. 15).

Großeltern gewähren Enkeln Zuflucht Dies erfuhren der junge Goethe und seine Schwester Cornelia. Sie „flüchteten" vor den Eltern zu den Großeltern (Goethe 1977 X, S. 45). Ebenso Thomas Bernhard (2011), als uneheliches Kind in Österreich aufgewachsen, ohne Vater, der sich den Alimenten entzog, sondern bei einer Mutter, die, von Erziehung überfordert, ihn mit einem Ochsenziemer züchtigte. Nach den Schlägen flüchtete der Siebenjährige in die Wohnung des Großvaters und schrieb später in seinen Erinnerungen „Ein Kind": „Nur aus Liebe zum Großvater habe ich mich in meiner Kindheit nicht umgebracht." (Bernhard 2011, S. 132) Unvergesslich blieb dem Kind, dessen Mutter ihm das Gefühl gab, „dass ich ihr Glück verhindert habe" (ebd., S. 38), wie er den Großvater auf seinen Spaziergängen begleiten durfte: „Er war mein großer Erklärer, der erste, der wichtigste, im Grunde der einzige" (ebd., S. 80).

Enkelkinder betrauern den Tod von Großeltern bitterlich In früheren Generationen lernten die meisten Enkel die *Gräber* ihrer Großeltern kennen, und nicht mehr diese selbst. Um 1900 hatte ein zehnjähriges Kind von den vier Großeltern durchschnittlich 1.2, an der Schwelle des 21. Jahrhunderts hingegen drei – Tendenz steigend (Höpflinger et al. 2006, S. 29). Infolgedessen müssen heutige Kinder und Jugendliche öfters den Tod von mehr Großeltern miterleben und bewältigen, zusehends häufiger auch das Ableben von Urgroßeltern. Auch in früheren Generationen trauerten Enkel um ihre Großeltern. So die 1910 in der Steiermark geborene Hanna Konrad, die als betagte Frau ihre Kindheitserinnerungen niederschrieb: „Urgroßmutter ist wirklich gestorben. Für mich ist eine ganze Welt zusammengebrochen. Ich rief: ‚Ich will nicht mehr leben und möchte mit der Urgroßmutter in die Ewigkeit eingehen'" (Ziss 1994, S. 75). Das Hinscheiden von Großmutter oder Großvater ist für die meisten Kinder die erste Begegnung mit dem Tod, ausgenommen die bitteren Tränen, wenn der Hamster oder ein anderes Haustier stirbt (Abschn. 6.5).

Großeltern auch mit dunklen Seiten Literarisch gestaltet wurden nicht nur sanftmütige Großeltern, die nichts lieber tun, als die Enkelkinder herzen. Gerhart Hauptmann (1862–1946) erlebte seinen vermögenden Großvater als streng und unnahbar. Er habe seinen Gruß nicht erwidert und nur kalt über ihn hinweggeblickt. Vollends verstörter den Jungen, wie er bemerkte, dass seine Mutter, „die für mich autoritativste unter den Frauen, vor ihm zum gehorsamen Kinde wurde". Erst da habe er begriffen, dass der herrschsüchtige Alte der Vater seiner Mutter ist (aus Willi 1988, S. 110–112).

Von schrulligen Großeltern erzählt Eugen Roth (1895–1976). Sein Großvater, „ein echter Altbayer", betrieb einen Verkaufsladen und war zu seiner Frau knauserig. Sie musste von ihm Geld erbetteln, um Essen kaufen zu können. Wie er ihr einmal zurief „Ja, frisst du denn das Geld?" und eine Münze hinwarf, nach der sie sich hätte bücken müssen, ließ sie diese liegen, kochte aber nicht mehr. Drei Tage musste er im Gasthaus essen, bis er sich aufraffte, das Geld zu seiner Frau zu bringen (aus Willi 1988, S. 125–130). Nicht nur angenehm blieb der Großvater Elias Canetti (1979) in Erinnerung: Schon sehr alt, oft stänkernd, ihn mit Tränen küssend, worauf er sich „heimlich das Nass vom Gesicht abwischte".

Aber mehrheitlich schilderten Literaten liebenswürdige Großeltern und wirkten damit an der Herausbildung der neuzeitlichen Rolle von Großmutter und Großvater mit. Aber auch an zahlreichen Stereotypen über diese Lebensphase: Alt, Kuchen backend, im Lehnstuhl den Enkeln vorlesend. Am 11. Mai 2011 berichtete die New York Times von mehreren Prominenten, die ihre Großelternschaft verbergen, um angesichts des Jugendlichkeitswahns nicht als zu alt zu erscheinen (Rosenthal und Moore 2012, S. xii). Dass Großelternschaft nach wie vor mit alt, ja senil assoziiert wird, zeigt ein Blick in zahlreiche Medien.

2.2 Stereotype von Großeltern in Kinderbüchern und anderen Medien

Großeltern lassen an eine literarische Gattung denken, die sich im 18. Jahrhundert etablierte: Kinderbücher, ursprünglich mit schwarz weißen Stichen, heute leuchtend bunt. Den Enkel auf dem Schoß, umblättern, erzählen, auf die Bilder zeigen – eine Idylle, die aber pädagogisch nicht selbstverständlich ist. Als die ersten Kinderbücher auf den Markt kamen, warnten Pädagogen vor ihnen, auch Rousseau (1981, S. 100): Bücher seien für jüngere Kinder „die Werkzeuge ihres größten Unglücks", weil sie sie nur verwirrten. Wie immer dem sei: Erste visuelle Eindrücke gehen tief und prägen kindliche Weltbilder nachhaltig. Viele Kinderbücher zeigen Großeltern und beeinflussen damit die typischen Vorstellungen über Omas und Opas.

Janelli (1988) sichtete 73 Kinderbücher zu Großeltern, die zwischen 1966 und 1984 erschienen. Omas wurden häufiger dargestellt als Großväter, aber beide als alt, senil, eher als Urgroßeltern denn Großeltern. Zur Hälfte tragen Omas weißes Haar, jede dritte eine Brille. Viele Großväter sind glatzköpfig, jeder dritte weißhaarig und mit Brille. Die häufigsten Charakterisierungen: „Alt, weißes Haar, matte Arme und Beine, keine Zähne, müde", aber auch „leuchtende Augen". Aufschlussreich sind ihre typischen Tätigkeiten: Großmütter backen oder kochen, zeigen Gefühle, erzählen, sitzen im Schaukelstuhl. Großväter schaukeln seltener, spazieren aber häufiger, belehren und sind handwerklich tätig. Opas würden zwar individueller dargestellt, Großmütter stereotyper, aber beide, obschon häufig lächelnd gezeigt, in vielem als defizitär, vergesslich, unbeholfen, vor allem als alt.

Veränderte sich in den letzten Jahren das Bild der Großeltern in Kindermedien? Teils! Janelli (1994) wiederholte ihre Inhaltsanalyse mit 37 Kinderbüchern, die nach 1985 auf den Markt kamen. Auch in diesen kommen Großmütter häufiger vor als Großväter, aber weniger stark stereotypisiert.

Etliche tragen schwarzes Haar,manchmal eine Brille, einige lenken ein Auto, aber am häufigsten arbeiten sie nach wie vor im Haushalt, was bloß jeder dritte Opa tut. Jede zweite Oma streichelt den Enkeln übers Haar oder lacht sie an. Großväter arbeiten häufiger als Heimwerker. Nur vereinzelt werden Großeltern verärgert oder mürrisch gezeigt. In zehn Büchern sind sie gesundheitlich angeschlagen: Gehbeschwerden, Demenz, Schlaganfall. Insgesamt: Großeltern werden realistischer präsentiert, weil keineswegs alle ergraut sind: „Meine Großmutter hat schwarzes Haar", so ein programmatischer Kinderbuchtitel von Hoffman und Burroughes (1988).

Zehn Jahre später wiederholten Janelli und Sorge (2002) eine gleiche Analyse von 61 neueren Kinderbüchern. Die Ergebnisse blieben weitgehend identisch, außer dass Großväter häufiger ihre Enkel umarmen und busseln, weil ihre Rolle in den letzten Jahrzehnten die distanzierte Strenge verloren habe. Freundliche Großelternbilder in 64 Kinderbüchern wiesen auch Beland und Mills (2001) nach. Bis auf drei werden alle positiv gezeigt, beschäftigt mit ihren Enkeln, zu 90 % glücklich und weise. Mehrheitlich wirken sie unabhängig, sorgen für sich selber, fahren Auto oder Rad. Die Kinderbücher verschweigen die Beschwerden des Alters nicht. Ein Viertel der Großeltern ist von solchen betroffen, aber es macht eine Oma nicht unsympathisch, wenn sie sich an einem Rollator stützt oder in einem Rollstuhl sitzt. Die Autoren verhehlen ihre Freude an den Befunden nicht, weil medial positiv präsentierte Großeltern dazu beitrügen, die Beziehungen zu wirklichen Omas und Opas zu verbessern.

Doch gänzlich verschwunden sind Großelternstereotype nicht. Sciplino et al. (2010) sichteten Kinderbücher aus Großbritannien, Italien, Griechenland, Finnland und Polen. Wiederum sind Großeltern mehrheitlich grau- oder weißhaarig (Opas oft glatzköpfig), viele tragen eine Brille, sitzen herum oder kochen, die Omas häufiger. Mehrheitlich zeigen sie Zuwendung und wirken glücklich. Großmütter werden häufiger mit Enkelinnen abgebildet, Enkel häufiger mit dem Opa. In einer Folgestudie legten Sciplino et al. (2010) diese Illustrationen Erwachsenen vor, die das Alter der Großeltern einzuschätzen hatten. Großväter wurden älter eingeschätzt als die Omas, durchschnittlich zwischen 70- und 75-jährig, letztere hingegen zwischen 60 und 65, gut 15 Jahre über dem faktischen Eintrittsalter in die Großelternschaft (Abschn. 3.2).

Interessanterweise wirken in neueren Büchern die Großeltern wieder älter, möglicherweise weil der Eintritt in die Großelternschaft aufgrund späterer Familiengründung verzögert erfolgt (Abschn. 3.2). Großeltern werden als eine homogene, aber viel zu alte Population präsentiert. Faktisch sind sie viel individueller und unterschiedlicher: Großmütter, die Jeans tragen und ein Unternehmen leiten, und solche, die am Rollator gehen. Opas, die dement dahindämmern, und solche, die snowboarden und ohne graues Haar im Beruf stehen. Dass Großeltern kaum als berufstätig präsentiert werden, belegt die aktuelle Kinderbuchanalyse von Crawford und Bhattacharya (2014). Aber faktisch sind sie dies häufig, gemäß einer für die USA repräsentativen Stichprobe zu 36 % ganztägig und 14 % in Teilzeit (Silverstein und Marenco 2001, S. 500). Insgesamt: Zukünftige Kindermedien sollten der Vielfalt an großelterlichen Lebensformen gerechter werden und nicht Stereotype weiterschreiben. Dazu zählt auch, Großeltern seien asexuell. Im Kinderbuch „Omi Kathi hat ein Geheimnis" fragt eine Enkelin, warum sich ihre Oma nicht verknallen könne, und hört von ihrer älteren Schwester: „Weil unsere Oma eine Oma ist" (Scheidl 1989, S. 74).

In den letzten Jahrzehnten veränderte vor allem die Wirtschaft das Bild von Großelternschaft. Großeltern, zumal wenn sie sich ein Vermögen erwirtschaftet haben, sind wirtschaftlich attraktiv. In den USA gibt ein Opa im Schnitt 400 US$ jährlich für Enkelkinder aus (Hanks 2001, S. 652), in Deutschland unterstützt jede/r siebte Einwohner über 70 Jahre regelmäßig die Enkel (Brake und Büchner 2007, S. 214). Werbung präsentiert Großeltern als sehr rüstig und spendabel. Ein Clip zeigt einen Großvater im Disneypark, in Jeans und sportlichem T-Shirt, blendende Zähne, den Enkeln Burger bringend. Der Spielzeugriese Toys „R" Us wirbt mit Großeltern, die ihren Enkeln Puppen oder Modellautos kaufen. JCPenney, ein großes U.S. Einzelhandelsunternehmen, proklamiert als Lebensaufgabe von Großeltern: „Verwöhnen Sie Ihre Großkinder!" (Hanks 2001, S. 660) Das sind *neue* Stereotype von Großelternschaft. Auch hierzulande: Die „neuen Großeltern", fit wie noch keine Opageneration, zeichne aus, mit ihren Kindern „sunseeker" zu sein und für sie eine „enorme Kaufkraft" zu haben. In Österreich fließt ein Zehntel der Pensionen in den Nachwuchs des Nachwuchses (Eidlhuber 2013). Aber: Sind Großeltern wirklich primär auf Vergnügen aus? Steckt in Großelternschaft nicht noch mehr, etwa tiefe Befriedigung, erzieherisches Anliegen?

Auch in Erziehungsratgebern finden sich Stereotype, zumal jenes, Großeltern würden ihre Enkel nur verwöhnen, mit Süßigkeiten und Pommes, aber auch damit, nahezu alles zu erlauben, etwa unbegrenzt fernsehen. Schon 1882 kritisierte der Wiener Julius Boss (2006, S. 192) in seiner „Erziehungskunst": „Denn bald erhalten Eltern Besuch, bald erscheinen Großeltern, die nicht allein den Kindern verschiedene Süßigkeiten mitbringen, sondern sie auch hätscheln und lobhudeln zum nicht geringen Nacht heile der Kinder." Auch würden Großeltern „das allerliebste Engelchen schaukeln und besingen", was dazu führe, dass es, wenn es einmal ruhig liegen müsste, trotzig quengele (Boss 2006, S. 64). Im Schulalter würden sie ihre Enkel mit „Geldgeschenken“ verwöhnen, was nur ihre „Genusssucht“ stärke (ebd., S. 234). Der Topos der verwöhnenden und zu laxen Großeltern hielt sich. Rogge (^{2}2003, S. 359 f.) begann in seinem „Großen Erziehungsratgeber“ das Kapitel über Großeltern mit einer Szene aus einer Elterngesprächsrunde. Eine Mutter erzählte, ihr Fünfjähriger klage, bei der Oma schmeckten die Pommes besser und könne er davon essen, so viel er wolle. Der „verwöhnende großelterliche Erziehungsstil“ löse viele „Stoßseufzer“ aus. In zahlreichen Chatrooms wird diskutiert: „Wie gehe ich damit um, dass die Oma mein Kind zu sehr verwöhnt?“ (Bergman 2011).

Hinter solchen Stereotypen über Großeltern, die empirisch zu hinterfragen ein Hauptziel dieses Buches ist, wirkt Geschichte, speziell die der neuzeitlichen Großelternrolle. Im Vergleich zum faktischen Alter von Großelternschaft ist diese eine junge Errungenschaft, eine „Erfindung“ des bürgerlichen Zeitalters (Göckenjan 2000, S. 199).

2.3 Zur Geschichte der Großelternrolle

Biologische Großelternschaft beginnt spätestens mit dem Auftreten der höheren Säugetiere im Mesozoikum, vor gut 150 Mio. Jahren, als sich in ökologischen Nischen, kaum zugänglich für Dinosaurier, Tiere mit Plazentas ausbreiteten, die lebenden Nachwuchs gebaren und diesen über Zitzen stillten. Ob die Repenomani, die größten Säuger aus der unteren Kreidezeit, so alt wurden, dass sie auch den Nachwuchs des Nachwuchses erleben konnten, lässt sich nicht mehr ausfindig machen. Die meisten Säugetierarten sterben, wenn sie nicht mehr gebären können. Ausgenommen sind nur wenige Spezies, so die Elefanten, bei denen Großmutterschaft festgestellt wurde. Elefantenkälber, wenn sie in einer Gruppe leben, die von alten (Groß-)Müttern geführt werden, haben höhere Überlebenschancen. Das Team um die Biologin Lee beobachtete 834 weibliche Elefanten über einen Zeitraum von 40 Jahren und erklärte diesen Effekt damit, dass die berüsselten Großmütter die Savanne besser kennen und über mehr soziale Fertigkeiten verfügen, etwa Rivalitäten schlichten (Lee et al. 2016). Auch Wale, die aquatische Säugetiere sind, können noch lange leben, obschon sie nicht mehr gebären. Bei den Schimpansen, mit denen der Mensch 99 % der Gene teilt, sterben die Mütter kurz nach der Geburt des letzten Kindes (Kutschera 2008, S. 267; Hawkes und Blurton Jones 2005).

Großelternschaft ist kein ausschließlich menschliches Phänomen. Aber bisher hat einzig der Homo sapiens eine Kultur derselben entwickelt, die vergleichsweise jung ist. In der Bibel begegnen uns viele alte Väter und Mütter, die aber nicht „Großeltern“ genannt wurden, auch wenn sie Enkel hatten, sondern „Greise“. Hiob 12,12: „Bei Greisen soll Weisheit sein, und langes Leben Einsicht bringen?“ Die lateinische Sprache kennt zwar „avus“ für Großvater sowie „avia“ für Großmutter. Aber es ist nicht überliefert, dass sich Großväter ähnlich verstanden haben wie der Almöhi im Heidi-Roman von Spyri (2013). Vielmehr präsentierten sich die Hausherren bis an ihr Lebensende als Väter, die die Patria potestas innehatten, die väterliche Gewalt, über die Frauen wie über die Kinder, auch wenn diese schon erwachsen waren, sowie über die Sklaven. Wie kam es zu dieser förmlichen „Erfindung“ der Großelternschaft, die in unserer Lebenswelt einen prominenten Platz erhalten hat?

2.3.1 Keine „Großeltern“ bis ins 16. Jahrhundert

Hätte ein Kind im Mittelalter, wenn es der Mutter seiner Mutter begegnet wäre, zu dieser „Großmutter“ gesagt? Keinesfalls! Die Worte „Großvater“ und „Großmutter“ traten erst im Spätmittelhochdeutschen auf (16. Jahrhundert), vermutlich inspiriert vom französischen „grandpère“ bzw. „grandmère“ (Kluge [23]1995, S. 340). Erstmals belegt ist der Begriff „Großeltern“ für das Jahr 1576 (Chvojka 2003, S. 98). „Großmutter“ bedeutete „Ahnin“, „Großvater“ hingegen „Ahne“ (Müller 1979, S. 18). „Enkel“ meinte „den kleinen Ahnen“ (Haubold-Stolle 2016, S. 12), wohinter der im Mittelalter und bei ‚primitiven‘ Völkern weit verbreitete Glaube wirkte, die Seele des Großvaters lebe im Enkel weiter (Beth 1987). Im süddeutschen Sprachraum hielt sich „Ahne“ noch lange (Chvojka 2003, S. 99).

„Großvater“, „Großmutter“ sowie das bündelnde „Großeltern“ fanden also erst im 16. und 17. Jahrhundert in die Umgangssprache, im Norden Deutschlands sowie in gebildeteren Schichten zügiger als im Süden. Aber sie ließen noch nicht an die freundliche Oma denken, die der Enkelin Märchen erzählt, oder an den Opa, der mit seinem Enkel umherspaziert, sondern an „alte Frau“ bzw. „alter Mann“ (Grimm und Grimm 1971, 9, S. 571 f.). Alte Frauen, auch wenn sie Mütter waren, standen in der Gefahr, entweder als unnütze Betreuungsfälle geduldet oder als bösartige Wesen gemieden, wenn nicht bekämpft zu werden (Ennulat 2000). „Wo der Teufel nicht hin kann, schickt er ein altes Weib“, war im 18. Jahrhundert sprichwörtlich (Göckenjan 2000, S. 194). Alte Frauen assoziierten, weil nicht mehr fruchtbar, an Winter und Tod und wurden schlimmstenfalls als Hexen diskreditiert, hässlich, warzengesichtig, krumm am Stock gehend, mit zahnlosem Mund (Haubold-Stolle 2016, S. 18 f.). Noch 1715 wurde alten Frauen unterstellt, sie könnten Kinder magisch beeinflussen, positiv durch das Verabreichen von Bettelbrot, wodurch sie leichter lernen würden, aber auch negativ, am ärgsten durch den Austausch mit einem Teufelskind (Wechselbalg) (Chvojka 2003, S. 82).

An der Schwelle der Neuzeit begann sich ein positiveres Gegenbild zu verbreiten: Das der heiligen Anna, Mutter von Maria und Großmutter von Jesus, die rege verehrt wurde. Oft wurde sie als Anna selbdritt dargestellt, ihre Tochter Maria haltend, die ihrerseits das Jesuskind wiegt, „eine der ersten Darstellungen einer helfenden, unterstützenden Großmutter" (Haubold-Stolle 2016, S. 15), auch wenn der Begriff „Großmutter" noch nicht gebräuchlich war.

Was bisher geschildert wurde, widerspricht einem weit verbreiteten Mythos: Die idyllische Großfamilie im Mittelalter und bis zur Industrialisierung. Die Großmutter, der Enkelin die Haare zu einem Gretchenzopf flechtend, die Eltern derweilen mit dem Ihren beschäftigt. Doch die vorindustrielle Drei-Generationenfamilie war die Ausnahme (Mitterauer 1977). In der Stadt Salzburg lebte im Jahr 1569 nur in 2,4 % der Handwerkshaushalte ein Großelternteil, zumeist die verwitwete Mutter des Meisters (Chvojka 2003, S. 36). Auch war es unüblich, dass Söhne die Betriebe ihrer Väter übernahmen. Sie zogen weg und gründeten nach den Gesellenjahren eigene Existenzen, was in den Städten leichter möglich war. Auf dem Lande mussten Söhne vielfach den Tod des Vaters abwarten, bis sie heiraten und den Hof übernehmen konnten. In der Salzburger Landgemeinde Berndorf konnte für das Jahr 1649 nur in fünf von 68 Haushalten das Zusammenleben dreier Generationen nachgewiesen werden (Mitterauer 1992, S. 186). Die meisten Kinder haben ihre Großeltern nie gesehen, auch deswegen nicht, weil die Lebenserwartung niedriger war und nicht einmal zehn Prozent älter als 60 wurden (Ehmer 1990, S. 206).

Bis ins 18. Jahrhundert hinein verstanden sich Menschen, wenn ihre Söhne und Töchter schon eigene Kinder hatten, nicht als „Großeltern". Sie wurden auch nicht als solche wahrgenommen. Aufschlussreich sind autobiografische Aufzeichnungen von Albrecht Dürer. Nach dem Tode seines Vaters holte er seine Mutter – die nach der Geburt von 18 Kindern mehrfache Großmutter war – in seinen Nürnberger Haushalt, wo sie noch zwölf Jahre lebte. Der Maler stellte umfangreiche Betrachtungen über ihre Mutterrolle an, erwähnte aber an keiner Stelle, sie sei „Großmutter" (Chvojka 2003, S. 52). Auch ein Jahrhundert später scheint es die Großelternrolle noch nicht gegeben zu haben. Der Franzose Jean Mailleter (1611–1684) korrespondierte rege mit seiner Tochter und schien nicht sonderlich betroffen zu sein, als einige ihrer Kinder starben: „Nun ist meiner Tochter das dritte Kind gestorben" (Chvojka und Losavá 1997, S. 194), und nicht „mein Enkel".

Weit verbreitetet waren damals Lebenslaufmodelle in der Form von Lebenstreppen, die aus fünf aufwärtsführenden Stufen von je zehn Jahren Dauer und ebenso vielen abwärtsführenden Stufen zusammengesetzt sind. Auf letzteren wurden alte Männer und Frauen zumeist solitär gezeigt. Wenn Kinder abgebildet wurden, dann solche, die die Alten hänseln: „Neunzig Jar der kinder spot" (Schenda 1983, S. 11). Chvojka (2003, S. 96) bilanzierte, bis ca. 1740 seien Großeltern „im allgemeinen als armselige ‚Jammergestalten'" definiert worden, „die endgültig abzutreten haben, wenn neues Leben auf die Welt kommt". Aber wie kam es, dass sie alsbald zu unverzichtbaren Angehörigen der bürgerlichen Familie wurden?

2.3.2 Die Erfindung der bürgerlichen Großelternrolle

Im 18. Jahrhunderts schrieb der evangelische Geistliche Johann Ludwig Hocker (1670–1746) in seiner Autobiografie: „Von dieser (seiner ersten Tochter, A.B.) hat mich Gott am 29. September 1745 ein Enklein erleben lassen, welches ich den 30. eujusd selbsten zu taufen die Freude gehabt" (Chvojka 2003, S. 126). Zweierlei ist bemerkenswert: Indem der Pfarrer von einem „Enkel" schreibt, definiert er sich als Großvater. Und: Dessen Geburt habe ihn tief erfreut. Erst in der zweiten Hälfte des 18. Jahrhunderts begann sich die Rolle der Großeltern positiv zu profilieren. Der kleine Goethe schrieb zu Neujahr 1757 an seine Großeltern die herzlichsten Glückwünsche und unterschrieb mit „deroselben treugehorsamster Enkel Johann Wolfgang Goethe" (Chvojka und Losavá 1997, S. 199). Seine Mutter Katharina Elisabeth definierte sich als „Großmutter", nachdem die Lebensgefährtin ihres Dichtersohnes, Christiane Vulpius, einen Sohn entbunden hatte: „Küsse mir deinen Bettschatz und den kleinen Augst (ihr Enkel, A.B.) – und sage letzterem – dass das Christkindlein Ihm schöne Sachen von der Großmutter bringen soll" (Franken ^{5}1992, S. 131). Wenn der Dichter Matthias Claudius (1740–1815) und seine Frau ein Weihnachtspaket zu ihrer Tochter Agnes Perthes schickten, unterschrieben sie mit „Großpapa und Großmama" (Chvojka 2003, S. 154). Einen innigen Briefwechsel führte Johann Zimmer (1709–1798) mit seinen Enkeln Jacob und Wilhelm, die als Gebrüder Grimm in die Geschichte eingingen: „Mit Vergnügen sehe ich daraus, dass Ihr Eure Großeltern beständig lieb habt …. Auch wir sind gewisslich in Gedanken immerhin bey Euch" (Chvojka und Losová 1997, S. 209). Auch auf Lebenslaufdarstellungen wird Großelternschaft nunmehr thematisiert, so in einem um 1740 entstandenen Bilderzyklus als „Freude des hohen Alters": „Noch eines ist, das ihn (den alten Mann, A.B.) erquickt/ wann holde Encklein um ihn stehen" (Chvojka und Losová 1997, S. 167).

Warum erblühte die Großelternrolle in nur wenigen Jahrzehnten? Aufgrund der zeitlichen Intensivierung, stärkeren Emotionalisierung und Intimisierung des familiären Zusammenlebens im bürgerlichen Zeitalter (Chvojka 2003, S. 197). Ursächlich war, dass sich das Bürgertum vom Adel emanzipieren wollte, zumal durch Bildung, wofür es erforderlich war, Kindern mehr Aufmerksamkeit zu schenken und sie zu lehren (Sieder 1987, S. 135 f.). Gleichzeitig erfolgte, angetrieben durch Rousseau (1981), die pädagogische Konstituierung und Verlängerung der Kindheit. Die bürgerliche Familie begann sich zu zelebrieren, speziell am Weihnachtsfest (Baumann und Hauri-Bill 2008, S. 149), aber auch an den großen runden Geburtstagen: „Liebster Herr Großvater! Nehmen Sie mit Wohlgefallen meine treuen Wünsche auf" – so auf einer Glückwunschkarte von 1820 (Chvojka und Losová 1997, S. 168). Eine Radierung von Chodowiecki aus dem Jahre 1780 zeigt, wie ein älterer Mann im Garten sitzt und glücklich die Wünsche und Geschenke seiner Kinder und Enkel entgegennimmt (Borscheid 1989, S. 235). Großeltern wird geraten, viel Zeit mit den Enkeln zu verbringen und ihnen Lebensweisheit weiterzugeben. 1806 verfasste der Pädagoge Joachim Heinrich Campe (1984) das Lesebuch „Bilder-Abeze", das einen fiktiven Dialog zwischen einem Großvater und dem Schulmeister Karl wiedergibt, wobei ersterer als noch weiser gezeigt wird als der Lehrer.

Der Großelternrolle war auch förderlich, dass in der ersten Hälfte des 19. Jahrhunderts die Lebenserwartung anstieg, ermöglicht durch Industrialisierung und medizinische Fortschritte. Um 1800 machten über Sechzigjährige zwölf Prozent der Gesamtbevölkerung aus, nachdem es 1648 noch drei Prozent waren (Chvojka 2003, S. 109). Davon profitierten vor allem Frauen, die zumeist ältere Männer heirateten, sodass Enkel wahrscheinlicher und für längere Zeit Großmütter kennenlernten. Goethes Oma mütterlicherseits war gleich alt wie sein Vater (Chvojka 2003, S. 132). Hinzu kam, dass für höhere Beamte Ruhestandsregelungen geschaffen wurden, die es ihnen ermöglichten, mehr Zeit mit der Familie zu verbringen, und damit auch mit Großkindern. Der 1788 in Linz geborene Josef Spaun erzählt, wie sehr sich sein Verhältnis zum Großvater veränderte, nachdem sich dieser nach 40 Dienstjahren hatte pensionieren lassen. Fortan durfte er oft auf sein Landgut in die Ferien, wo sie fast jeden Morgen ausgedehnte Spaziergänge unternahmen. Dabei geschah es einmal, dass der Opa stürzte und seine Perücke wegflog, was den Enkel zum Lachen brachte, „worauf mir der Großvater in mildesten Worten dieses Lachen verwies … Dieser ernste Verweis aus so geliebtem und verehrtem Munde hat mich tief ergriffen" (Chvojka und Losová 1997, S. 19).

In unteren Gesellschaftsschichten erlebten Kinder ihre Großeltern anders als im Großbürgertum, weniger müßig und belehrend, vielmehr als arbeitend, solange sie dazu körperlich in der Lage waren. Der Glasermeister Karl Fischer erinnert sich, wie sein 70-jähriger Großvater jeden Tag Holz hackte, Sträucher schnitt, den Garten umgrub (Chvojka und Losová 1997, S. 214). Erst nach 1900, als die Sozialdemokratie die Lebensbedingungen der Arbeiterschaft verbessert hatte, etablierten sich Attribute bürgerlicher Großelternschaft auch im Proletariat.

2.3.3 Die Hochblüte der Großelternschaft im 19. Jahrhundert

Dieses Saeculum gilt als „Jahrhundert der Großelternschaft" (Chvojka 2003, S. 278). Auf vielen Familienbildern aus dieser Zeit sind Großeltern zu sehen. So auf dem 1844 entstandenen Gemälde von Peter Schwingen, das das ältere Ehepaar Keucken-Werlé zeigt, ruhig auf dem Sofa sitzend, zwischen ihnen der achtjährige Enkel, einen vor ihm knienden Hund neckend (Lorenz 1985, S. 166, Abb. 39). Oder auf dem von Carl Bergas angefertigten Bild von der Familie Bethmann Hollweg: Nicht nur das junge Ehepaar, ein Kleinkind vor der Brust der Mutter, sondern auch die Großmutter, auf deren Oberschenkel die siebenjährige Enkelin ihren rechten Ellenbogen abstützt (ebd., S. 181 f., Abb. 52). Gelegentlich wurden verstorbene Großeltern einbezogen, indem sich die Familie vor deren Porträts stellte, die im Wohnraum hingen (Chvojka 2003, S. 133). Bildnisse verstorbener Großeltern wurden in den bürgerlichen Wohnungen zur Regel, nach der Erfindung der Fotografie erst recht (Chvojka und Losavá 1997, S. 199). Goethe (1977 X, S. 85) in „Dichtung und Wahrheit": „Ich hatte von meinem Großvater wenig reden hören, außer dass sein Bildnis mit dem meiner Großmutter in einem Besucherzimmer des alten Hauses gehangen hatte". Er hätte viel dafür gegeben, ihn kennenzulernen.

Im bürgerlichen Zeitalter etablierte sich ein regelrechter Großelternkult. Enorme Breitenwirkung erzielten literarische Werke, allen voran jene von Johanna Spyri (2013) (1827–1901), Tochter eines protestantischen Pfarrers, die mit ihren Heidi-Büchern Weltruhm erlangte. Unzählige Leserinnen und Leser waren gerührt, wie sich der anfänglich finstere und wortkarge Almöhi durch Heidis fröhliches Lachen erweichen ließ und sich herzlich um sie zu kümmern begann. Almöhi war zunächst der Prototyp des kernig bäuerlichen Großvaters. Aber nach Heidis Rückkehr aus Frankfurt nahm er, weil ihm die Enkelin das Lesen und christliche Werte beibrachte, Eigenschaften des bürgerlichen Großvaters an. Die Heidi-Romane sind insofern eine „großangelegte Inszenierung der Großelternschaft" (Chvojka 2003, S. 282), weil die drei Großeltern (Almöhi, die sehschwache Großmutter vom Geißenpeter, Klaras noble Oma Sesemann) durchgehend freundlich gezeichnet werden, andere Erwachsene jedoch auch als unwirsch, am negativsten Fräulein Rottenmeier, die schnell ihre Fassung verlor. Victor Hugo (2002) (1802–1885) verfasste ein Loblied auf den Großvater: „L' art d' être un grand-père" (Die Kunst, ein Großvater zu sein). Darin stehen Verse wie: „Ich glaube den Enkelkindern wie Aposteln". Großelternschaft wurde literarische Mode.

Doch keineswegs alle Großväter wurden als gutmütige und weise Lehrer erlebt, und nicht alle Großmütter als feine Damen mit silbernen Haarknoten. Der Pädagoge Karl Klöden (1786–1856) erinnerte sich an einen gestrengen Großvater. Wie er als Junge am Christtag „überselig" auf die Trommel haute, packte ihn dieser, zerrte ihn vor die Mutter, tadelte sie, weil sie zu lax erziehe, und schlug mit der Rute zu. „Das Wesen meines Großvaters wirkte nicht wohlthätig auf mein Gemüt" (Schlumbohm 1983, S. 276). Wenn seine Schwester im großelterlichen Hause untätig herumsaß, wurde ihr vorgehalten, Müßiggang sei aller Laster Anfang, worauf die Oma ein Loch in die Schürze des Mädchens schnitt, das dieses zunähen musste (ebd., S. 269). Auch Reinhold Klaus (1881–1963) erlebte seine Großmutter alles andere als sympathisch. Die kleine, gebückte Frau mit grauen Haaren, zahnlosem Mund und Hakennase ließ den Jungen an die „Knusperhexe" denken (Chvojka 2003, S. 295). Je liebevoller sie sich ihm näherte, desto stärker sei seine gruselige Abneigung gegen sie gewachsen.

Dennoch: Gemäß den meisten Lebenserinnerungen waren Großeltern Quellen von Kindheitsglück. Ihren Wert erkannten Kinder oft erst, wenn der Tod sie ihnen entriss. Gottfried Schumacher, im 19. Jahrhundert in Schlesien als Schulmeister tätig, schrieb von seinem Großvater: „Aber mir war da so wohl im Hause. Es waltete da ein Geist der Stille, der Ruhe in Freude und Friede des Herzens. Um den alten Mann schwebte immer dieser Nimbus" (Schlumbohm 1983, S. 379), zumal wenn er Geschichten oder aus seinem Leben erzählte. Der Tod des Großvaters bedeutete für ihn: „Dass ich die Hälfte meiner Kinderwelt verloren hatte" (ebd., S. 380).

2.3.4 Großelternschaft in der ersten Hälfte des 20. Jahrhunderts

Das 20. Jahrhundert brachte demografische Veränderungen, die sich kühnste Visionäre nicht hätten erträumen können. Nicht nur, dass die Weltbevölkerung exponentiell wuchs, von 1,65 Mrd. Menschen um 1900 auf 7,5 Mrd. im Jahre 2017. Stetig verlängert hat sich auch die individuelle Lebenserwartung. Jungen, um 1900 geboren, hatten als Säuglinge eine Lebenserwartung von 44,8 Jahren, Mädchen von 48,3 Jahren. Hatten Jungen das zweite Lebensjahr überlebt, konnten sie mit 55 Jahren rechnen, Mädchen mit 57 (Statistisches Bundesamt 2016). Daraus wird ersichtlich, wie hoch die Säuglingssterblichkeit noch vor hundert Jahren war, über 20 % (Vögele 2009).

Der Anstieg der Lebenserwartung verlängerte die mögliche Großelternschaft und erhöhte für Enkel die Wahrscheinlichkeit, *mehr* Großeltern kennenzulernen. Enkel, deren Großeltern vor 1890 das Licht der Welt erblickten, hatten bei ihrer Geburt zu 65 bis 70 % keine Großeltern, und wenn ja, dann wahrscheinlicher die Oma, weil Männer früher als die Frauen starben und bei der Heirat älter waren (Lauterbach 1995). Enkel von Großeltern, die zwischen 1911 und 1920 geboren worden waren, hatten, wenn sie in der Wiege lagen, bereits zu 70 % einen Opa und zu 90 % eine Oma (Lauterbach 1995, S. 39). Enkel lernten auch deshalb häufiger ihre Großmütter kennen, weil viele Väter in den zwei Weltkriegen gefallen sind, aber auch, weil in tieferen sozialen Schichten Arbeiter um sechs Jahre weniger lang lebten. Während das neunzehnte Jahrhundert eine spezifische Großelternrolle hervorbrachte, ermöglichte es erst das zwanzigste, dass diese in breiten Bevölkerungskreisen gelebt und von den meisten Kindern genossen werden konnte.

Mit der Verlängerung der Lebensdauer ging einher, dass nach 1900 viel häufiger drei Generationen unter einem Dach lebten als in der angeblichen Blütezeit der Großfamilie vor der Industrialisierung. Nicht nur auf dem Lande, sondern auch im Proletariat, weil dort die Großelterngeneration bereits in den Städten geboren wurde und es an Wohnraum mangelte (Chvojka 2003, S. 300). Diese Dreigenerationenhaushalte waren keineswegs stets heile Welt. Eine anonyme Autorin schrieb um 1910, für sie sei es als Kind selbstverständlich gewesen, dass ihre Grandma im Hause lebte. Aber wie sie als junge Mutter ihre eigene Mama in die Wohnung aufnehmen musste: „Die Harmonie ist verflogen". Einen alten Menschen im Hause dulden zu müssen, mache das Eheleben unglücklich, führe zu Problemen mit den Kindern, schlimmstenfalls zur Scheidung (Gratton und Haber 1996, S. 9). Zur damaligen Wohnpolitik der USA zählte, der Kernfamilie eigene vier Wände zu ermöglichen. Die Weltwirtschaftskrise nach 1929 nötigte viele alte Menschen, bei ihren Kindern Unterschlupf zu suchen, was Konflikte in sich barg und den Ruf von Großeltern verschlechterte.

Dennoch wird in so vielen Lebenserinnerungen dankbar beteuert, dass Enkel ihre Großmütter (Chvojka 1992) und Großväter (Chvojka und Losová 1997) als liebevoll erlebten. So Carl Zuckmayer (1966, S. 285) die

Großmutter väterlicherseits, „die schönste alte Frau, die ich je gesehen“, mit silbernem Haar und tiefblauen Augen, stets liebevolle Freude ausstrahlend und gütig, wenn die Enkel bei ihr die Faschingskrapfen in sich hineinstopften. Unvergesslich blieb dem späteren Dichter ihre tiefe, alles andere als bigotte Frömmigkeit, die im 19. und 20. Jahrhundert von vielen Großmüttern gelebt wurde (Chvojka 1992, S. 147 f.). Als „freundlich distanziert“ erinnerte Zuckmayer (1966, S. 186 f.) seinen Großvater, „den weißköpfigen Justizrat mit dem kleinen Spitzbärtchen und -bäuchlein“, der auch ein Filou war und mit einem Hausmädchen „ein Kindlein gemacht hatte“, was seiner Frau verborgen wurde, aber von den Kindern durchschaut wurde, weil – so Zuckmayer (1966, S. 187) – „Kinder genau das verstehen, wovon man glaubt, dass sie es nicht verstehen“. „Völlig verschieden“ waren die Großeltern mütterlicherseits, ein Haushalt mit häufiger Zwietracht, die Großmutter oft „in fast tarasconesischer Fabulierlust und Phantasiefreude“ (ebd., S. 188), die dem späteren Dichter eine Geschichte nach der anderen erzählte, viele von Emile Zola. Er lauschte ihr „mit heißen Backen“. Anders ihr Mann, vor dem sich der kleine Carl anfänglich fürchtete, weil er gestrenge Pflichtenpädagogik praktizierte, auch gegenüber seiner Frau, der er kaum eine Opernkarte vergönnte. Später nahm er den Enkel Carl öfters auf Spaziergänge mit und ließ sich abschätzig über die Sozialdemokraten aus, mehr noch über die Künstler, für ihn „Gesindel“ (ebd., S. 191).

Auch wenn Großeltern unterschiedlich erlebt wurden, war an der Schwelle des 20. Jahrhunderts ihre Rolle als „innerfamiliales Beziehungsmuster“ fest etabliert (Chvojka 2003, S. 304), nicht nur im gehobenen Bürgertum, sondern auch im Proletariat und in der Landwirtschaft, wo mehr uneheliche Kinder aufwuchsen. Paula Sperl, 1915 in der Nähe von Salzburg geboren, steht für Tausende. Wie sie als Magd in der Stadt schwanger wurde, kehrte sie auf den Hof ihrer Eltern zurück, wo ihr die Mutter beim Aufziehen des Kindes assistierte (Weber 1991, S. 101 f.). Der (groß) elterliche Hof als Refugium für die Aufzucht unehelicher Enkel blieb weit ins 20. Jahrhundert hinein bestehen, zumal in Österreich, wo strenge Ehegesetze Heiraten zwischen Besitzlosen verhinderten. Die Quote der unehelichen Kinder war im deutschen Sprachraum beträchtlich, zumeist über 12 % und mit Bayern an der Spitze (Has 1962).

Trotz der hohen Wertschätzung der Großeltern regte sich damals gelegentliche Kritik an ihnen: Verwöhnung und Affenliebe. Ein Pfarrer im österreichischen Kamptal schrieb in einer Dorfchronik, die Erziehung eines Eduard Vötterl durch seine Großmutter sei „nicht viel wert“ gewesen. „Darum war es ein Glück für Eduard, dass er vom Vater unter strenge

Zuchtrute genommen wurde" (Chvojka 2003, S. 291). Erziehungsratgeber mahnten an, Enkel nicht zu verwöhnen (Boss 2006, S. 192). Möglicherweise wurden solche Warnungen für nötig befunden, weil viele Großeltern sehr spendabel waren. Vor allem die zu Beginn des 20. Jahrhunderts aufkommende Psychoanalyse rügte die Verwöhnung durch Großeltern und diagnostizierte darin eine Ursache für neurotische Fehlentwicklungen (Vollmer 1937; Rappaport 1958).

Doch die positive Sicht auf Großelternschaft überwog. Funktionalisiert wurde sie in der Werbung, so auf einem Plakat aus dem Jahre 1900. Eine Großmutter sitzt neben einem Esstisch, eine Tasse „Kathreiners Kneipp-Malz-Kaffee" in der Hand und dabei umarmt von einem sechsjährigen blonden Enkel (Chvojka 2003, Tafel. 10). Werbeplakate für Seifen zeigen Omas, die ihren Enkeln den Rücken einreiben. Auch Schulbücher tradierten das Großelternbild des bürgerlichen Zeitalters eifrig, so die erzählende Großmutter (Ehlers und Lorenz 1926, S. 187):

> Großmutter erzählt – sie lauschen stumm –
> und Engel gehen in der Stube um –
> Sie tragen sie all in des Glückes Reich –
> Großmütterleins Märchen – was kommt euch gleich?

Propagandistisch zelebrierte der Nationalsozialismus die Großelternschaft und die Drei-Generationenfamilie. Auf dem Plakat „Deutsche Mädel", das für den Reichsarbeitsdienst warb, ist eine junge Frau zu sehen, neben ihr eine Mutter mit einem Kleinkind auf dem Arm, und an ihrer Seite die weißhaarige, schlanke Großmutter (Bartelmus-Scholich 2008). Großeltern, zumal wenn sie auf Bauernhöfen wirkten, sollten im Sinne der Blut-und-Boden-Ideologie die naturwüchsige Authentizität deutscher Familien repräsentieren. Hinter der Wertschätzung der Großeltern wirkte auch das völkische Interesse, sie für die Pflege ihrer Enkel heranzuziehen, wenn die Väter in den Krieg einrücken und die Mütter für Rüstungsindustrie oder Lazarettdienste verpflichtet werden sollten. Vielfach waren es unerschrockene Großväter und Großmütter, die die Flüchtlingstrecks aus Ostpreußen nach dem Westen leiteten.

Nach 1950 mehren sich literarische Gestaltungen von Großeltern, die nicht mehr den bürgerlichen Idealvorstellungen entsprechen. Bert Brecht (1988) schildert seine Großmutter nicht als alte Frau, die zu Hause im Schaukelstuhl sitzt, sondern als Lebedame, die sich nach dem Tode ihres Mannes weigert, zu ihrem Sohn zu ziehen. Sie beginnt ein neues Leben, besucht anrüchige Lokale, bändelt mit Männern an, gönnt sich die täglichen Gläser Rotwein. Sie habe – zum Entsetzen ihres Sohnes – ein „zweites Leben“ geführt, als „alleinstehende Frau ohne Verpflichtungen“, und schon gar nicht gegenüber Enkeln. Auch weitere literarische Darstellungen zeichnen nicht mehr das Bild von Groß- und Hausmütterchen in einem, sondern von selbstbewussten Frauen, die sich aus den bürgerlichen Stereotypen emanzipierten und nicht mehr in enkelorientierter Selbstlosigkeit aufgehen (Willi 1988, S. 151–234). Ob diese literarischen, selbstbewussten Omas heutige Großmütter prophetisch vorweggenommen haben, wird zu prüfen sein. Zuvor ist die Soziologie heutiger Großelternschaft auszubreiten, die sich in nur wenigen Jahrzehnten tief greifend verändert hat.

3

Soziologie der Großelternschaft

Inhaltsverzeichnis

Zusammenfassung

Dieses Kapitel thematisiert die Soziologie der Großelternschaft. Wie viele Menschen werden Großeltern? Nach wie vor die meisten, aber sie werden um immer weniger Enkel regelrecht buhlen. Wann beginnt Großelternschaft? Zumeist deutlich früher als gemäß den Großelternstereotypen. Omas und Opas können ihre Rolle immer länger spielen. Auch leben – trotz der noch nie da gewesenen Mobilität – überraschend viele in guter räumlicher Erreichbarkeit ihrer Enkel.

„Großeltern waren die großen Vergessenen der Soziologie" (Attias-Donfut und Segalen 2002, S. 218). Denn diese interessierte sich vor allem für eine kritische und dynamische Gesellschaft, und weniger für ältere Frauen, die im Lehnstuhl sitzen, oder für ergraute Männer, die am Stock gehen – so die gängigen Stereotype. Auch verstanden sich viele Soziologen als progressiv und links, und Großeltern assoziierten an konservativ und bürgerlich. Aber: Heutige Großeltern wählen wahrscheinlicher sozialdemokratisch als rechtspopulistisch, sie radeln zum Fitnesscenter, stehen noch voll im Beruf.

A. A. Bucher, *Lebensernte*, https://doi.org/10.1007/978-3-662-57988-6_3

Von daher musste sich die Soziologie der „neuen Großeltern“ vermehrt annehmen (Attias-Donfut und Segalen 2002; Rosenthal und Moore 2012) und in Erfahrung bringen: Wie viele Zeitgenossen werden Großeltern bzw. sind es schon? Wann halten sie das erste Mal ein Enkelkind im Arm? Erst mit sechzig Jahren, wie jüngst Studierende meinten? Und wie lange dürfen sie Oma oder Opa sein? Und wie weit von ihren Enkeln entfernt wohnen sie? In der Tat viele Reisestunden?

3.1 Demografie der Großeltern- und Enkelschaft

Wie viele Großeltern leben auf unserem Planeten? Aktuell umfasst die Erdbevölkerung mehr als 7.5 Mrd. Menschen (Weltbevölkerung 2017), 12 % davon älter als 60 und damit in einem Alter, in dem zwischen 70 und 80 % Großeltern sind (Moore und Rosenthal 2017, S. 2). Infolgedessen haben mehr als eine halbe Milliarde Menschen Enkelkinder – eine gewaltige Menge.

In den USA sind 75 % aller Einwohner über 45 Jahre Großeltern (Winefield und Air 2010), diejenigen, die selber Kinder haben, zu 94 % (Stelle et al. 2010), um die 100 Mio. Omas und Opas (Hanks 2001, S. 652). In der Bundesrepublik leben 14 Mio. Großväter und Großmütter, „die gesellschaftlich am meisten unterschätzte Gruppe“ (Spiewak 2011). In zehn europäischen Ländern sind gemäß einer Studie mit 19.670 Personen 63 % der über Fünfzigjährigen Großeltern, geringfügig weniger als in den USA (Di Gessa et al. 2016b). Aber die Quote der Mitbürger, die nicht mehr Großeltern werden, steigt an, bedingt durch häufiger werdende Kinderlosigkeit (Engstler und Menning 2005).

Kinder und Heranwachsende begegneten im Verlauf des 20. Jahrhunderts zusehends mehr von ihren Großeltern, ermöglicht durch die gestiegene Lebenserwartung. Wer um 1900 geboren wurde, hatte durchschnittlich 1,8 Großeltern. Hundert Jahre später hatten Fünfjährige in der Schweiz zwischen drei und vier lebende Großeltern, Teenager noch zweieinhalb. Mitteleuropäische Jugendliche lernen zu 79 % ihre mütterliche Großmutter kennen, zu 73 % die väterliche, deutlich seltener die Eltern der Väter: 56 % mütterlicherseits, 50 % väterlicherseits (Höpflinger et al. 2006, S. 24).

Während Großelternschaft länger wurde, ging die Anzahl Großkinder zurück, was diesen den Vorteil verschaffen kann, großelterliche Zuwendung nicht mit vielen Cousins und Cousinen teilen zu müssen. Meine Oma mütterlicherseits, Bergbäuerin und 1994 verstorben, war stolz auf 30 Großkinder. Den Enkelrekord hält Bai Ulan Kudanding auf den Philippinen. Sie schenkte

14 Kindern das Leben, diese hatten ihrerseits 107 Kinder, hinzu kamen 139 Urenkel und zwei Ururenkel: 248! Die Ahnin kannte von allen die Namen (Jordan 2014).

An wie vielen Enkeln dürfen sich deutsche Großeltern erfreuen? Gemäß dem Alterssurvey hatte, wer um 1916 geboren wurde, durchschnittlich 3,3 Großkinder, und wer zu Beginn des Zweiten Weltkrieges in der Wiege lag, noch 2,9 (Engstler und Menning 2005). Dem gegenüber berichten Mahne und Huxhold (2015) für die ersten Jahre des 21. Jahrtausends von durchschnittlich 4,1 Enkeln, mehr als laut dem Alterssurvey deswegen, weil die von ihnen Befragten älter waren, durchschnittlich 73 Jahre. Geringfügig mehr Enkel scheinen amerikanische Großeltern zu haben, durchschnittlich fünf (Szinovacz 1998: Nationaler Survey der Familien und Haushalte). Aber auch dort schrumpft die durchschnittliche Enkelzahl. Wenn Kinder „Mangelware" werden, sei es aufgrund schwindender Fortpflanzungsbereitschaft, sei es medizinisch bedingt (schlechtere Spermienqualität), werden unweigerlich Enkel auch zu Raritäten. Immer mehr Großeltern werden um immer weniger Enkel regelrecht buhlen. Anders in den Entwicklungs- und Schwellenländern. In Chile haben Großväter durchschnittlich 6,9 Enkel, Großmütter mit 8,2 deutlich mehr, weil sie früher Omas werden (Grundy et al. 2012).

3.2 Wann beginnt Großelternschaft?

Enorm unterschiedlich! Der jüngste Opa in meinem Bekanntenkreis zählte 36 Jahre: „Zweimal achtzehn, das geht doch!", schmunzelte er. Noch jüngere Großmütter interviewten Burton und Bengtson (1985), auch eine 28-jährige Afroamerikanerin, die nicht erfreut war: „Ich könnte meiner Tochter den Hals umdrehen, dass sie ein Baby hat. Ich habe einen neuen Freund, und nun wird er denken, ich sei als Grandma zu alt." Als weltweit jüngste Großmutter gilt die rumänische Roma Rifka Staneska: 13-Jährig gebar sie ihre Tochter Mary, die ihrerseits mit elf Jahren einen Sohn entband: Oma mit 23 (Jordan 2014). Andere Eltern zogen Kinder groß und sind auch mit siebzig noch nicht Oma oder Opa oder werden es nie. Der Beginn der Großelternschaft: Zwischen 30 und 100 Jahren! In einer der üblichen Großmütterstudien wurden Frauen zwischen 31 und 87 Jahren befragt (Musil et al. 2009), und Rosenthal und Moore (2012, S. 56) interviewten Großmütter zwischen 34 und 93 Jahren, fast sechs Jahrzehnte. Großeltern sind alles andere als eine homogene Gruppe (Stelle et al. 2010, S. 683), ebenfalls nicht die Großkinder, zu denen Neugeborene ebenso zählen können wie Pensionisten. Mehr als zehn Prozent der über 40-jährigen Norweger sind noch Enkel (Hagestad 2006, S. 319).

Wann beginnt *typischerweise* Großelternschaft? Deutlich früher als gemäß dem Stereotyp der alten Omis und Opis, die schon Urgroßeltern sein könnten. Laut einem Survey mit 10.008 Amerikanern werden Frauen im Schnitt mit 46 Jahren Oma, Männer drei Jahre später Opa (Szinovacz 1998). Ein wenig später ist dies in Europa der Fall, so Leopold und Skopek (2015), die 27.206 Personen in zehn europäischen Ländern befragten: Oma im 51. Lebensjahr, Opa drei Jahre später. Erheblich sind die Länderunterschiede. Die jüngsten Großeltern leben in der Ukraine, wo Frauen mit 46 Jahren das erste Enkelkind schaukeln. Auch in der DDR wurden Eltern früher Großeltern als anderswo, erklärbar mit der kinderfreundlichen Familienpolitik, speziell dem zinslosen Ehekredit von 5000 Mark, der nur Paaren unter 26 verliehen und erlassen wurde, wenn drei Kinder geboren waren. Seit dem Mauerfall und der Wiedervereinigung stieg das Alter der Elternschaft wie auch der Großelternschaft kontinuierlich an und erreichte mittlerweile das westeuropäische Niveau. Eher jüngere Großmütter leben auch in Österreich (50 Jahre), eher ältere in der Bundesrepublik (56 Jahre) und in der Schweiz (57). Männer werden in aller Regel drei bis vier Jahre später Großväter, am spätesten in Spanien (60 Jahre), weil dort nur geringe Sozialleistungen ausbezahlt werden und junge Männer sich hinreichende Ressourcen erarbeiten müssen, um sich überhaupt Kinder leisten zu können. Demgegenüber liegt das Großvateralter in Frankreich, wo viel Kindergeld ausgeschüttet wird, bei 54 Jahren.

Damit sind schon wesentliche Gründe für das unterschiedliche Eintrittsalter in die Großelternschaft in Europa angesprochen. Wo der Staat mit Kindergeld und genug Krippen eine pronatalistische Politik betreibt – früher beispielhaft in der UdSSR: Genug Nachwuchs für den Kampf gegen den Kapitalismus –, werden Einwohner früher Eltern, und auch Großeltern. In solchen Ländern, wo keine pronatalistischen Verlockungen ausgestreut werden, beginnt Großelternschaft am spätesten, speziell in den mediterranen Ländern. Auch sind dort die Großeltern intensiver in die Enkelbetreuung eingebunden (Herlofson und Hagestad 2012), obschon die Fertilitätsraten deutlich unter dem EU-Schnitt von 1,58 Kindern pro Frau liegen, in Portugal bei 1,31, in Italien bei 1,35 (statista 2017).

In den letzten Jahrzehnten stieg das Eintrittsalter in die Großelternrolle kontinuierlich an (Leopold und Skopek 2015a). 1985 waren in Kanada 60 % der Frauen, die zwischen 50 und 55 Jahre zählten, bereits Oma, 25 Jahre später noch die Hälfte davon (Margolis 2016, S. 615). Bei den gleichaltrigen Männern sank die Quote von 44 % auf 22 %. Auch in

Schweden halbierte sich unter den 55-Jährigen die Quote derjenigen, die bereits zu Großelternfreuden gekommen waren (Lundholm und Malmberg 2009).

Aber warum? Zum einen wegen der gestiegenen Kinderlosigkeit, die zumindest biologische Großelternschaft ausschließt. Elf Prozent der deutschen Frauen, die vor 1942 geboren wurden, blieben kinderlos. Bei den Babyboomern (geboren zwischen 1955 und 1965) waren es mit 22 % doppelt so viele (Statistisches Bundesamt 2013). Zum anderen entschieden sich Frauen zusehends später für ein Kind, in den 1970er-Jahren durchschnittlich mit 24 Jahren, im Jahre 2012 um den 30. Geburtstag herum (ebd., S. 19). In Österreich stieg das Alter der Erstgebärenden im 21. Jahrhundert um drei Jahre an (Kaindl und Schipfer 2017, S. 8). Der Trend zeigt weiterhin nach oben, sodass sich das Eintrittsalter in die Großelternschaft hinauszögert, allerdings schichtspezifisch. Wer höher gebildet ist, wird noch später Großmutter oder Großvater, weil die eigenen Kinder wahrscheinlicher studieren und später eine Familie gründen (Mahne und Klaus 2017, S. 236). Niedrig Gebildete wurden im Jahre 2014 mit 49 Jahren Großeltern, Akademiker fünf Jahre später. Hinzu kommt, dass höher gebildete Frauen zu 28 % kinderlos und damit von (biologischer) Großmutterschaft ausgeschlossen sind, weniger Gebildete mit 12 % deutlich seltener (Skopek und Leopold 2017, S. 920).

Wann ist die richtige Zeit, Oma oder Opa zu werden? „Jede“, wird sagen, wer sich an die Verse von Erich Fried hält: „Es ist, was es ist, sagt die Liebe“. Smith (2005, S. 685) legte das günstigste Zeitfenster zwischen das vierzigste und sechzigste Lebensjahr. Zwei Drittel aller Großeltern schaukeln in diesem Alter erstmals Enkel (Silverstein und Marenco 2001, S. 495). Zu frühe Großelternschaft wird als weniger erfreulich erlebt, ebenso zu späte. Burton und Bengtson (1985) interviewten Schwarzafrikanerinnen, die mit 35 Jahren oder noch jünger Omas geworden waren und hörten auch: „Ich schufte jeden Tag und habe selber junge Kinder. Ich bin doch viel zu jung, Grandma zu sein. Das ist etwas für alte Leute, aber doch nicht für mich!“ (ebd., S. 68). Kommen die Enkel erst, wenn das siebzigste Lebensjahr überschritten ist, fühlen sich viele Großeltern gehandicapt, weil sie mit ihnen keinen Berg mehr erwandern können (Smith 2005, S. 685). Dench und Ogg (2002), in ihrer Befragung von 933 britischen Großeltern, fanden in der Tat, dass die zwischen 50 und 66-Jährigen ihre Großelternrolle als am beglückendsten einstuften.

3.3 Die Dauer der Großelternschaft

Es ist ein einzigartiges biologisches Phänomen: dass Menschen so lange Großeltern sein können. Schimpansinnen überleben ihre Fortpflanzungsfähigkeit allenfalls zwei bis drei Jahre (Walker und Herndon 2008). Aber dass Großelternschaft über Jahrzehnte gelebt werden kann, wurde erst im 20. Jahrhundert zur Regel. Chapman et al. (2017) analysierten finnische Kirchenbücher (Taufen, Begräbnisse) und fanden: Im 19. Jahrhundert hatten Kinder durchschnittlich drei Jahre lang einen Opa und sechs Jahre eine Oma. Finnen hingegen, um 1950 geboren, können sich 15 Jahre lang an einem Großvater und 25 Jahre an einer Großmutter erfreuen. Deutsche Väter, vor 1890 geboren, erlebten zwar zu 67 % die Geburt eines Enkelkindes, aber nur jeder fünfte noch dessen zwanzigsten Geburtstag. Die gemeinsame Lebenszeit betrug im Schnitt sieben Jahre. Bei Männern hingegen, die um 1920 in der Wiege lagen, waren es bereits 20 Jahre (Lauterbach 1995, S. 33), und bei jenen mit Jahrgang 1940 ein Vierteljahrhundert (Lauterbach 2002, S. 553).

Noch längere Zeit können Großmütter das Aufwachsen ihrer Enkel beobachten. Vier von fünf Müttern, die um 1890 geboren wurden, erlebten die Geburt eines Enkels, und jede dritte war noch am Leben, wie dieses volljährig wurde. Für die dreißig Jahre später (um 1920) geborenen Mütter stieg die gemeinsame Lebenszeit mit Enkeln enorm an. Drei Viertel von ihnen konnten den zwanzigsten Geburtstag des ältesten Enkelkindes mitfeiern. Und jene Mütter, die um 1950 in der Wiege lagen, können zur Hälfte miterleben, wie das älteste Enkelkind den Dreißiger hinter sich bringt. Die gemeinsame Lebenszeit mit Enkeln beträgt in diesen Fällen durchschnittlich 32 Jahre, fast ein Drittel des Lebens (Lauterbach 2002, S. 553).

Prozentuale Quoten von Großmüttern mit unterschiedlichen Jahrgängen, die den 25. bzw. 30. Geburtstag des ältesten Enkels erleben (nach Engstler & Menning 2005)

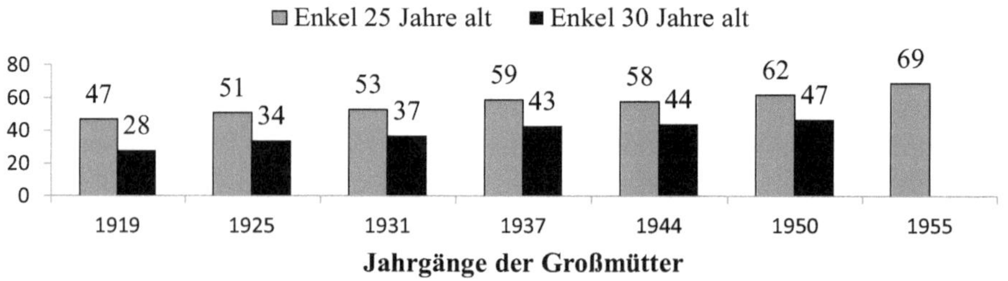

Warum dauert Großvaterschaft kürzer? Weil Frauen um die drei bis vier Jahre länger leben. Aber auch, weil Männer später heiraten, und nicht zuletzt aufgrund der Weltkriege (Lauterbach 1995, S. 34). Durchschnittlich fünf Jahre weniger lang konnten sich jene Großväter an ihren Enkeln erfreuen, die schlechter bezahlte, aber körperlich anstrengende Arbeit verrichteten und über wenig Geld verfügten. Verdienten die Großväter in leitenden Positionen, konnten sie in der zweiten Hälfte des 20. Jahrhunderts fast ein Vierteljahrhundert mitverfolgen, wie ihre Enkel zu Erwachsenen wurden. Die Mehrgenerationen- bzw. Bohnenstangenfamilie ist, nach dem zweiten Weltkrieg, zur weit verbreiteten Lebensform geworden (Lauterbach 2002).

3.4 Im gleichen Haus oder eine Flugreise entfernt?

In der guten alten Zeit hätten die Großeltern am gleichen Tisch gegessen wie ihre Enkel und eigenen Kinder. In der heutigen Lebenswelt, mobil wie noch keine zuvor, seien die multilokalen Großfamilien weit verstreut, sodass viele Großeltern ihre Enkel allenfalls über Skype sähen. Beides trifft so nicht zu. Zur Zeit der Aufklärung lebten nur sehr selten drei Generationen unter einem Dach, in England um 1700 herum drei Prozent (Höpflinger et al. 2006, S. 34). 90 % der über 60-jährigen Zürcher bewohnten um 1700 einen eigenen Haushalt. Heute ist es kaum anders. In der Bundesrepublik haben gerade einmal 2,7 % der über 60-Jährigen ein Enkelkind im Haus (Kohli 2000), in der Schweiz sind es zwei Prozent (Höpflinger et al. 2006, S. 35).

Aber wie nahe leben nun Großeltern? Selbstverständlich extrem unterschiedlich, aber zu überraschend hohen Anteilen in guter Erreichbarkeit. Drei Viertel der schwedischen Großeltern brauchen nicht 50 km zu fahren, um ihre Enkel zu sehen. Die befürchtete postmoderne Zerstreuung der Familienverbände sei so nicht eingetreten (Lundholm und Malmberg 2009). 40 % der amerikanischen Großeltern wohnen weniger als zehn Meilen von ihren Enkeln entfernt (Uhlenberg und Hammill 1998), und in England können 45 % der Großeltern zu Fuß zu ihren kleinen Enkeln gelangen (Dench und Ogg 2003, S. 71). Auch in der Bundesrepublik wohnen Großeltern und Kinder räumlich näher als vielfach vermutet. Eine der ersten größeren Studien zu Großmutterschaft (N = 73) wies nach, dass 60 % der Omis Enkelkinder im gleichen Wohnort hatten (Herlyn und Lehmann 1998). Nur 20 % der Enkel leben in Deutschland von ihren Großeltern weiter als eine Stunde entfernt, oft Kinder mit Immigrationshintergrund, deren Vorfahren in der Türkei oder anderswo blieben (Familien in Baden-Württemberg 2012, S. 6).

Die Kontakte zwischen Großeltern und Enkel sind häufiger, wenn eine fußläufige Erreichbarkeit gegeben ist (Uhlenberg und Hammill 1998). Britische Großeltern, wenn weniger als 15 min von ihren Enkeln entfernt wohnend, sehen diese zu drei Vierteln mehrmals wöchentlich. Jene, die mehr als eine Stunde benötigen, mehrmals im Jahr (Dench und Ogg 2003, S. 71). Auch Schweizer Enkel interagieren mit ihren Großeltern fast täglich, wenn diese in der Nähe wohnen, aber nur einmal im Jahr, wenn sie sich im Ausland aufhalten (Höpflinger et al. 2006, S. 43). Doch größere geografische Distanzen schwächen die subjektive Nähe zwischen Großeltern und Kindern nicht unvermeidlich. Kontakte lassen sich auch über neue Kommunikationstechnologien pflegen. Viele Großeltern, traditionell für technisch unbeholfen befunden, schreiben WhatsApps oder mails, überraschend häufig in Spanien (Quadrello 2005). Großeltern, mehr als zwei Stunden von ihren Enkeln entfernt und sie selten sehend, fühlten sich diesen besonders nahe, wenn häufig emails oder Anrufe hin und herwechselten (Holladay und Seipke 2007).

Gleichwohl ist die geografische Distanz für die Qualität der Großeltern-Enkel-Beziehung nicht zu unterschätzen. „Aus den Augen, aus dem Sinn", so der Volksmund. Spanische Schulkinder erkürten viel häufiger jene Großeltern zu ihren Favoriten, die in der Nähe wohnten und häufiger mit ihnen spielten und aßen (Viguer et al. 2010). Ändert sich die räumliche Distanz, beeinflusst dies die Großeltern-Enkel Beziehung, so dann, wenn letztere das Elternhaus verlassen und in die Ferne ziehen: Hernach fühlten sie sich mit ersteren weniger verbunden (Mansson 2013a). Auch bei erwachsenen Großkindern beeinflusst der geografische Faktor die Beziehung zu Oma und/oder Opa enorm. In der Regel fühlen sie sich mit Großeltern enger verbunden, wenn die Fahrzeit zu ihnen kürzer ist, was auch häufigere Begegnungen erleichtert (Hodgson 1992). Eine 42-Jährige argumentierte, ihr stehe die mütterliche Oma am nächsten, „weil sie so nahe wohnt und ich sie zu jeder Zeit sehen kann". Amerikanische Großeltern (N = 1904) beklagten zu 61 %, sie sähen ihre Enkel, die am weitesten entfernt wohnen, viel zu selten (Lampkin 2012, S. 6).

Insgesamt: Die geografischen Distanzen zwischen Enkeln und Großeltern variieren enorm, vom Essen am gleichen Tisch bis zu Interkontinentalflügen. Aber trotz der historisch einmaligen Mobilität wohnen überraschend viele Großeltern in guter Erreichbarkeit ihrer Enkel. Auch wenn in die Großeltern-Enkel-Beziehung neue Kommunikationstechnologien Einzug gehalten haben – email, Skype, WhatsApp –, ist die durch räumliche Nähe begünstigte Begegnung von Angesicht zu Angesicht nach wie vor die häufigste (Quadrello 2007), die beglückendste und prägendste. Online-Kommunikation oder Telefonieren kann niemals den Reichtum von leiblichen Interaktionen aufweisen, in denen gut zwei Drittel des Sinngehalts ohnehin nichtverbal ist, etwa wenn die durchfurchte Hand der Oma über das Enkelhaar streichelt.

4

Gelebte Großelternschaft

Inhaltsverzeichnis

Zusammenfassung

Das Kapitel beginnt damit, wie der Eintritt in die Großelternrolle erlebt wird, zumeist als enorm beglückend, sinnstiftend, als der Beginn eines neuen Lebensabschnittes. Sodann wird ausgefaltet, wie unterschiedliche Typen von Großeltern empirisch nachgewiesen wurden, von den cool distanzierten bis hin zu den Ersatzeltern rund um die Uhr. Großeltern unternehmen mit ihren Enkeln enorm Vielfältiges und halten sich zumeist an die bewährte Devise: Dasein, wenn gebraucht, aber sich nicht einmischen. Bisher am intensivsten untersucht wurden Großeltern, die an die Stelle der Eltern treten (müssen). Enorm schmerzhaft kann es sein, wenn die Beziehung zu Enkeln abbricht. Ganz und gar tabuisiert wurden bisher schwule Großväter und lesbische Omas. Zusehends mehr ältere Personen werden Stiefgroßeltern, aber zumeist von ihren Stiefenkeln herzlich gemocht.

A. A. Bucher, *Lebensernte*, https://doi.org/10.1007/978-3-662-57988-6_4

„Überglücklich" fühlen sich viele Väter und Mütter, wenn sie das erste Mal hören, dass Sohn oder Tochter ein Kind bekommen. Der Eintritt in den dritten Akt des Lebens – in dem viel geerntet werden kann – wurde mehrfach untersucht (Abschn. 4.1). Großelternschaft ist enorm unterschiedlich, von wenig interessiert bis hin zur Betreuung rund um die Uhr. Psychologen versuchten, diese Vielfalt in Typologien zu bringen (Abschn. 4.2). Sodann wird erörtert, was Großeltern typischerweise und wie oft mit ihren Enkeln tun (Abschn. 4.3), bevor thematisiert wird, wie sie ihre Rolle verstehen. Eher als verwöhnend, erziehend, oder taktvoll zurückhaltend, um nicht in die Erziehung durch ihre eigenen Kinder einzugreifen (Abschn. 4.4)? Immer wieder kommt es vor – in den USA häufiger als hierzulande –, dass Großeltern Ersatzeltern werden müssen, was enorm belasten kann (Abschn. 4.5), aber auch, dass es ihnen verwehrt wird, mit ihren Enkeln zu interagieren, am häufigsten Großvätern, deren Söhne geschieden wurden (Abschn. 4.6). Tabuisiert werden nach wie vor homosexuelle Großeltern, die ihre Rolle aber vorzüglich ausüben können (Abschn. 4.7). Ebenfalls Stiefgroßeltern, derer angesichts der vielen Scheidungen immer mehr werden (Abschn. 4.8).

4.1 Wie der Eintritt in die Großelternrolle erlebt wird

„Ein unbeschreibliches Glücksgefühl" erlebte eine jetzt 58-jährige Frau, die mit 46 erstmals Großmutter wurde. Wieder andere Gesprächspartner unserer Studie brauchten Zeit, um dieses Ereignis zu begreifen: „Ich fand es fast unwirklich, ein fünf Tage altes Baby im Arm zu halten." Berichtet wurde auch von „Freude, die mit dem neuen Leben wuchs" – so eine 61-jährige Erzieherin – und gelegentlich von Stolz: „Mein Kind hält sein Kind im Arm. Und in diesem ist sogar etwas von mir drin". Geschildert wurde auch Dankbarkeit für „ein Geschenk, fast so groß wie bei den eigenen Kindern" und dass „es weiter geht: Teil dieses Kreislaufs zu sein", aber auch dafür, dass es zu keinen Komplikationen kam und alle gesund waren, was öfters als ungeheure Erleichterung erlebt wurde.

Wenn Eltern erfahren, bald Großeltern zu werden, stellt sich in aller Regel Vorfreude ein. Wird diese noch überboten, wenn der Enkel dann da ist? Wie eine Längsschnittstudie mit 430 frischgebackenen Großeltern zeigte, nur bedingt (Condon et al. 2018). Einige Monate nach der Geburt des Enkels verspürten die Großeltern gleich oft angenehme Emotionen wie während der zu Ende gehenden Schwangerschaft ihrer Töchter bzw.

Schwiegertöchter, erklärbar mit Gewöhnungseffekten. Häufiger freudig erregt, stolz und begeistert waren jedoch jene Großeltern, speziell Omas, die sich intensiver in der Pflege des Enkelkindes engagierten. Ohnehin beziehen Großmütter mehr Zufriedenheit aus ihrer Rolle als Großväter (Somary und Stricker 1998). Auch bei finnischen Großeltern ließ sich kein ausgeprägter Anstieg der Lebenszufriedenheit feststellen, nachdem das erste Enkelkind geboren war (Tanskanen et al. 2017). Was sich jedoch signifikant veränderte: Die Großeltern verspürten tieferen Lebenssinn und bejahten häufiger: „Ich fühle, dass das Leben voll von wunderbaren Möglichkeiten ist."

Auch der Eintritt in die Großelternrolle gilt als kritisches Lebensereignis, das Stress erzeugen kann (Shlomo 2013), zumal dann, wenn dies zu früh eintritt (Burton und Bengtson 1985), oder wenn die Tochter noch ein Teenager ist: „Ein Kind mit einem Kind! Was soll jetzt aus ihrem Leben werden?" so eine verzweifelte junge Großmutter in der Studie „Großeltern vor der Zeit" (Hurley 2012). Doch weit häufiger registrieren neue Großeltern positive Veränderungen, insbesondere Wachstum. Großeltern zu werden, sei wie das Dessert nach einer guten Mahlzeit (Brotherson 2013). Taubmann – Ben-Ari und Ben Shlomo (2016) fragten mehr als 200 frische Großeltern, was sich durch die Geburt des Enkelkindes für sie verändert habe. Die individuell unterschiedlichen Antworten wurden vier Kategorien zugeordnet:

1. Neue Möglichkeiten: „Meine Prioritäten haben sich geändert. Ich bin jetzt weniger auf den Job fixiert, sondern will so viel wie möglich aushelfen." „Mir ist, als ginge ich zurück in der Zeit, ich fühle mich jünger und glücklich, und ich will die modernen Methoden der Kindererziehung lernen."
2. Beziehungen zu anderen Familienangehörigen: „Großmutter zu sein hat die Beziehung zu meiner Tochter und meinem Schwiegersohn dermaßen bereichert."
3. Persönliche Stärken: „Ich fühle große Verantwortung gegenüber meiner Enkelin und meinen Kindern".
4. Wertschätzung des Lebens: „Ich fühle mich glücklicher, weil ich die allerwichtigste Aufgabe des Lebens gemeistert habe und dieses weitergeht."

Handelt es sich bei Statements wie diesen um sozial wünschenswerte Selbsttäuschungen? Dies scheint nicht der Fall. Taubmann – Ben-Ari, Ben Shlomo und Findler (2014) baten Angehörige von frischen Großeltern, diese dahin gehend zu beurteilen, inwiefern sie sich verändert hätten. Sie konstatierten hohe Übereinstimmungen mit den Selbsteinschätzungen der jungen Großeltern. „Ich bin einfühlsamer und offener für die Familie und andere, stolz darauf, was ich erreicht habe: Meine Familie und meine Enkeltochter. Ich fühle, dass ich es kann, und dass ich es muss: Ihr ein gutes Vorbild sein" (Noy und Taubman – Ben-Ari 2017, S. 31). Doch worin besteht gute Großelternschaft? Darüber gehen die Ansichten auseinander.

4.2 Typen von Großelternschaft

Jeder Mensch ist einzigartig, auch jede Oma, jeder Opa. Großeltern leben ihre Rolle extrem unterschiedlich. Es gibt Großväter, die jede freie Minute bei ihren Enkeln sein möchten, am liebsten auf dem Boden kriechend, die vor Vergnügen kreischenden Großkinder auf ihrem Rücken, und solche, die sich allenfalls an Weihnachten blicken lassen. Einige Großmütter können den Enkeln nicht genug Geschichten erzählen, andere sind lieber im Fitnesscenter. Dem gegenüber bestehen für Eltern klare Rollenerwartungen. Mütter und Väter sollen ihr Kind nähren und pflegen, für es sorgen, ihm die Windeln wechseln. Großelternschaft gilt als „rollenlose Rolle" (Clavan 1978), die vielfältigst gestaltet werden kann. Dennoch bemüht sich die Großelternforschung seit mehr als einem halben Jahrhundert, Typen herauszuarbeiten. Pionierhaft ist die Studie von Neugarten und Weinstein (1964), die 164 Großeltern befragten und diese hernach fünf Typen zuordneten:

1. *Formelle Großeltern* sind bemüht, ihrer Rolle pflichtbewusst gerecht zu werden, indem sie sich für ihre Enkel interessieren, sie gelegentlich hüten, Ausflüge mit ihnen machen. Aber die Erziehung überlassen sie strikt den Eltern.
2. *Spaßsuchende* Großeltern wollen ihren Großkindern vor allem Freizeitvergnügen bereiten – und sich selber auch –, üben keine Autorität aus, verstehen sich als Kumpel.
3. *Ersatzeltern.*
4. *Großeltern als Bewahrer* der Familienweisheit, zumeist Großväter, die spezielle Fähigkeiten vermitteln oder Ressourcen verteilen, und denen die Eltern untergeordnet blieben, bald mit Ressentiments, bald ohne.
5. *Die Distanzierten*, denen Großkinder ähnlich (selten) begegnen wie dem Santa Claus.

Wie oft kommen diese Typen, zwischen denen Großeltern hin- und herwechseln können, faktisch vor? Am häufigsten seien formelle Großeltern (39 %), Omas und Opas zu gleichen Teilen, sodann (32 %) – geschlechtsmäßig ebenfalls gleich – die Spaßsucher. 29 % waren distanziert. Ersatzeltern kamen in dieser Stichprobe nicht vor, möglicherweise deswegen, weil erst in jüngerer Zeit zusehends mehr Enkel bei ihren Großeltern leben, in den USA im Jahre 2012 bereits 4,8 Mio. (Scommegna 2012), aber auch nicht die Patriarchen alten Schlages, die früher die Großfamilien mitunter regelrecht beherrschten (Gratton und Haber 1996).

Noch mehr Typen von Großeltern beschrieb Kornhaber (1996): Heger und Pfleger, Vorfahren, Familienhistoriker, Helden, Vorbilder, Lehrer, Förderer (Mentor), spirituelle Führer, Studierende, Kumpel und Hexenmeister. Diese Rollen überlappen sich. Auch verlagern sie sich je nach Alter, sowohl der Großeltern als auch der der Enkel, und nach Bedarf. Sind die Enkel sehr klein, ist die Rolle des pflichtbewussten Pflegers naheliegender und häufiger. Im Kindergartenalter favorisieren zumal jüngere Großeltern den Spaß. In der Pubertät sind sie wahrscheinlicher Mentoren und Förderer (Herlyn und Lehmann 1998).

Eine Großelterntypologie erarbeiteten auch Mueller, Wilhelm und Elder (2001), indem sie 879 Großeltern befragten, die durchschnittlich 69 Jahre zählten und mit 48 Oma oder Opa geworden waren:

1. „Einflussreiche Großeltern“ pflegen mit ihren Enkeln viele Kontakte, fühlen sich mit ihnen innig verbunden, unterstützen sie mit Rat, Tat und öfters auch Geld und verstehen sich als Autoritäten, die bei Bedarf disziplinieren.
2. „Unterstützende Großeltern“ haben ein gleich nahes Verhältnis zu ihren Enkeln, lehnen es aber ab, in die Erziehung einzugreifen, beispielsweise zu ermahnen, die Hausaufgaben gründlich zu erledigen.
3. „Passive Großeltern“ verbringen weniger Zeit mit ihren Enkeln, unterstützen sie seltener und verzichten auf jedwede erzieherische Einflussnahme.
4. „Autoritätsorientierte Großeltern“ halten es für wichtig, ihre Enkel bei Bedarf zu disziplinieren und zu lenken.
5. „Distanzierte Großeltern“ verbringen wenig Zeit mit ihren Enkeln und fühlen sich mit ihnen nur lose verbunden.

Die größte Gruppe (28 %) sind die distanzierten Großeltern, die auch öfters weit entfernt wohnen und in der väterlichen Linie liegen, sodann (23 %) die unterstützenden, die in der Regel höher gebildet sind, wahrscheinlicher in der mütterlichen Linie liegen und weniger Großkinder haben, sodass diese mehr Zuwendung bekommen können. 19 % wurden als passiv bezeichnet, 16 % als einflussreich, indem sie gelegentlich Autorität ausüben, die nach 1968 einen üblen Ruf hatte, aber von Kindern respektiert wird, wenn sie mit Zuneigung und Interesse einhergeht (Liebenwein 2008). Die verbleibenden 13 % sind autoritätsorientierte Großeltern, die sich den Enkeln zu 39 % sehr eng verbunden fühlen, die einflussreichen mit 76 % deutlich häufiger.

Großelternschaft lässt sich auch danach unterteilen, für wie wichtig sie im Vergleich mit anderen Lebensbereichen gehalten wird. Herlyn und Lehmann (1998) unterscheiden drei Typen:

1. Familienzentrierte Großmütter stellen eigene Bedürfnisse zurück und argumentieren typischerweise: „Wichtig finde ich, dass das Familienleben weitergeht“ (ebd., S. 33). Sie waren häufiger berufsfern geblieben und erhielten eine Erziehung, die an traditionellen Rollenbildern orientiert war. Für solche Großmutterschaft prädisponiere eine emotional entbehrungsreiche Kindheit, die den eigenen Kindern und den Enkeln erspart bleiben soll.
2. Großmütter, die ein Gleichgewicht mit ihren Freizeitinteressen anstreben.
3. Großmütter, denen ihr eigenes Leben wichtiger ist und die sich, wie die Oma von Bert Brecht, vom Klischee des fürsorglichen Haus- und Großmütterchens emanzipierten (Abschn. 2.3.4). Auch gegen Widerstände hatten diese Frauen ihren Berufswunsch durchgesetzt und waren mehrheitlich geschieden: „Ich war gerade raus aus dem Beruf, als die Tochter schwanger wurde, aber ich hatte ganz andere Interessen, ich denke doch nicht an Enkelkinder.“ (Herlyn und Lehmann 1998, S. 35). Diese Gruppe scheint größer zu werden.

Insgesamt: Großelternschaft ist vielgestaltig. Sie kann intensiv, nahe und voller Spaß sein, aber auch ruhig, punktuell, distanziert. Die Typologien weisen Gemeinsamkeiten auf, insbesondere, dass autokratische Großeltern, die in früheren Zeiten die ganzen Familien tyrannisieren konnten, nicht vorkommen. Großelternschaft ist mehrheitlich positiv, freundschaftlich, liebevoll. Aber was tun nun Omas und Opas typischerweise mit ihren Enkelkindern?

4.3 Was tun Großeltern mit ihren Enkeln wie oft?

Mannigfaltiges und Abwechslungsreicheres als gemäß vielen Kinderbüchern und Medien! Sie als Säuglinge im Arm schaukeln, ihnen „Lalelu, nur der Mann im Mond schaut zu“ vorsingen. Später ihre Händchen halten und mit ihnen spazieren, ein Eis kaufen, den Zoo besuchen. Im Schulalter: Sie in die Ferien einladen, mit ihnen einen leichten Gipfel besteigen. Im Jugendalter: Alte Familiengeschichten erzählen, Ratschläge geben, ihnen zuhören, wenn sie Ärger in der Schule oder mit den Eltern haben. Und wenn die Enkel studieren: Ihnen gelegentlich einen Hunderter in die Hand drücken und auf eigene Netzwerke zurückzugreifen, um sie beruflich voranzubringen. Das Aktivitätsspektrum von Großeltern ist vielfältig, aber es ändert sich mit dem Alter der Enkel (Silverstein und Marenco 2001).

Wie oft sind Großeltern mit ihren Enkeln beisammen? Extrem unterschiedlich und abhängig von Faktoren wie dem Alter der Enkel und der Großeltern selber, ihrem Geschlecht, dem kulturellen Umfeld, ökonomischen Bedingungen etc. Gemäß der groß angelegten Studie über Altern und Pensionierung in Europa (10.290 Befragte) widmen sich 49 % der Großväter und 58 % der Großmütter mehr oder weniger regelmäßig ihren noch nicht 15 Jahre zählenden Enkeln (Hank und Buber 2009). Mindestens einmal die Woche tun dies Omas zu 32 %, die Opas deutlich seltener zu 24 %, eine redundant festgestellte Differenz. In einer weiteren großen europäischen Studie (N = 12.735) erfragten Di Gessa et al. (2016) das Ausmaß „intensiver" Enkelbetreuung, die als mindestens 15 h in einer durchschnittlichen Woche definiert wurde. Am seltensten ist dies in den skandinavischen Ländern (3,6 %), durchschnittlich in Deutschland, Frankreich und Österreich (um 12 %), am häufigsten hingegen in mediterranen Ländern wie Griechenland (25 %), Italien (20 %) und Spanien (16 %). Warum diese enormen Differenzen? In den nördlichen Ländern existiert ein dichteres Netz von außerfamiliären Betreuungseinrichtungen als im Süden, wo in den letzten Jahrzehnten zusehends mehr Frauen berufstätig wurden und es kaum Kindertagesstätten gibt. Um ihren Töchtern zu ermöglichen, im Job zu bleiben, wenn sie kleine Kinder haben, sind in den mediterranen Ländern viele Großeltern bereit, ihre Enkel zu hüten, bis die Mutter von der Arbeit kommt, dies umso mehr, als der Sinn für familiäre Verantwortung noch ausgeprägter ist als im stärker individualistischen Norden. Mitunter sind sie sogar bereit, sich früher pensionieren zu lassen und erweisen sich als „Retter der Familie und der Mütter" (Hank und Buber 2009). Dennoch: Auch skandinavische Großeltern sind ihren Enkeln herzlich zugetan, hüten sie mehrheitlich zumindest gelegentlich und halten es für ihre Pflicht, bei Bedarf zu helfen (Herlofson und Hagestadt 2012, S. 34).

Wovon die Häufigkeit der Kontakte zwischen Großeltern und Enkeln abhängt, untersuchten an einer repräsentativen deutschen Stichprobe Mahne und Huxhold (2012). Je älter die Großeltern werden, desto seltener unternehmen sie mit ihren Enkeln etwas. Aber auch dann, wenn letztere erwachsen werden, vermindern sich gemeinsame Aktivitäten, was jedoch die innere Verbundenheit nicht schwächt. Großväter interagieren mit ihren Großkindern ebenso häufig wie Großmütter, erklärbar damit, dass die Forscher Großeltern von Enkeln befragten, die älter als 16 waren. Jüngere Großkinder hingegen erleben von ihren Omas häufiger und mehr Zuwendung als von Opas (Wheelock und Jones 2002), die aber mittlerweile auch bereit sind, Enkeln die Windeln zu wechseln (Tarrant 2012, S. 186 f.). Überraschend stark wirkt sich aus, ob die Großkinder in der mütterlichen oder väterlichen Linie liegen. Die Großelternkontakte zu den Kindern der Töchter sind intensiver als die zu denjenigen der Söhne, was evolutionspsychologisch erklärt wird: Vaterschaftsungewissheit (Abschn. 5.3). Dass mütterliche Großeltern, speziell die Omas am intensivsten mit Enkeln interagieren, der väterliche Opa am seltensten, ist eines der stabilsten Ergebnisse der Großelternforschung (Griggs et al. 2010, S. 204). Großeltern geben sich (noch) häufiger mit biologischen Enkeln ab als mit Stiefenkeln, aber auch dann, wenn sie näher wohnen, nicht mehr im Erwerbsleben stehen und verheiratet sind. Besonders wichtig für die Kontakthäufigkeit mit Enkeln ist das gute Einvernehmen mit den eigenen Kindern, die gleichsam Pförtner zu den Großkindern sind (Mueller und Elder 2003). Dies bestätigte auch eine repräsentative Studie in den USA: Wenn sich Eltern mit ihren eigenen Müttern und Vätern gut verstehen, bemühen sie sich intensiver, dass ihre Kinder häufiger mit den Großeltern zusammenkommen, wodurch das Wohlbefinden aller drei beteiligten Generationen ansteigt (Dunifon und Bajracharya 2012).

Das gemeinsame Aktivitätsspektrum von Enkeln und Großeltern untersuchten repräsentativ für Großbritannien Dench und Ogg (2003, S. 70 f.), indem sie differenzierten, ob die Großkinder noch klein waren, ob in der Schule oder in der Pubertät. Großeltern von kleinen Enkeln sehen diese zu 43 % mehrmals die Woche, 19 % spielen ebenso häufig mit ihnen, 13 % gehen monatlich mit ihnen einkaufen, und ein Viertel erlebt sie in den Ferien, oft gemeinsam mit den Eltern. Im Schulkindalter werden gemeinsame außerhäusliche Aktivitäten häufiger, etwa dass Oma und/oder Opa das Enkelkind von der Schule abholen (17 % monatlich), dortige Anlässe besuchen und es mit in die Ferien nehmen, ohne dass die Eltern mitfahren (13 %). Schulkinder erleben ihre Großmütter als noch aktiver als die Opas, weil sie häufiger mit ihnen spielen, einkaufen und sie anrufen. Ein überraschendes Ergebnis: Wenn Großeltern nur ein Enkelkind haben, fühlen sie sich diesem noch näher und unternehmen mehr mit ihm als dann, wenn sie mehrere Enkel haben (Dench und Ogg 2003, S. 75). Möglicherweise, weil dieses eine Großkind auch das erste ist. Großväter bevorzugen eigenen Angaben zufolge Tätigkeiten, die draußen ausgeübt werden können und Spaß bereiten: „Ja, ich nehme den Enkel gerne hinaus zum Fußballspiel." (Tarran 2012, S. 187).

Die gemeinsamen Unternehmungen von Großeltern und Enkeln sind mannigfaltig. Besonders häufig ist das Diskutieren, mit steigendem Alter der Enkel zunehmend, wobei jedoch heikle Themen wie Intimität ausgeblendet werden. Zu den häufigeren und beliebteren gemeinsamen Aktivitäten zählen auch spielen, basteln, Fernsehen und kochen, was besonderen Spaß bereitet Höpflinger, Hummel und Hugentobler (2006, S. 60 f.). Seltener sind ausgehen und essen, shoppen und Hilfe bei den Hausaufgaben. Überraschend häufig ist sportliche Betätigung, etwa gemeinsames Radeln, was dem traditionellen Klischee der gebrechlichen Großeltern am stärksten entgegengesetzt ist.

Wie fühlen sich Großeltern, wenn sie mit ihren Enkeln beisammen sind? Mehrheitlich gut. Aber worin besteht dieses Wohlgefühl genau? Dies wollten Harwood und Lin (2000) in Erfahrung bringen, indem sie 131 Großeltern ausführlich befragten, was sie jeweils empfinden, wenn sie die Zeit mit ihren nachpubertären Großkindern teilen. Am häufigsten verspürten sie Zugehörigkeit und Verbundenheit: „Wenn ich das Telefon abhebe und höre: ‚Hallo Oma‘, dann schmilzt mein Herz, weil ich weiß, dass sie anrief, weil sie das wollte." Sodann ist es Stolz, der die Brust dehnen kann, stolz darauf, was das Großkind schon alles geleistet hat: „In der Schule wurde der Enkel von den Trainern als bester Athlet ausgezeichnet", aber auch darauf, wie die Enkel sind, speziell charakterlich: „Stolz auf ihre hohe Moral und die Freunde, die sie sich ausgewählt hat." Realisiert wird auch befruchtender Austausch, zum einen hin zu den Großkindern: „Ich versuche ihr Ratschläge für das Studium zu geben", aber auch von ihnen her: „Meine Enkelin macht, dass wir mit der heutigen Welt im Einklang sind. Mit ihr sprechen bewirkt, dass wir uns jünger fühlen." Nur selten wurde angegeben, Distanz zu spüren: „Weil die Altersdifferenz so groß ist, sind unsere Gespräche eher oberflächlich, aber freundlich". Angenehme, erfüllende Empfindungen überwiegen bei weitem.

Von daher versteht sich, dass viele Großeltern beklagen, sie sähen ihre Enkel zu selten und zu wenig lang. In einer Umfrage bei 1904 Großeltern taten dies 61 %, wenn sie an jenes Großkind dachten, das am weitesten entfernt wohnte, und immerhin 34 % bei jenem Enkel, das am nächsten residierte, zumeist im gleichen Ort (Lampkin 2012, S. 6). Es ist mitnichten der Fall, dass moderne Großeltern primär ihrem eigenem Vergnügen nachgehen wollen, reisen, Well-being pflegen; vielmehr wünschen sie mehrheitlich ausdrücklich, genug, ja noch mehr Zeit mit ihren Enkeln zu teilen. Als ursächlich dafür, warum zu wenig Zeit für die Enkel ist, wurde, neben räumlicher Distanz, auch genannt, dass die Großkinder zu beschäftigt sind, aber auch eigene gesundheitliche Probleme.

Welche Großeltern sind eher motiviert, mit ihren Enkeln viel zu unternehmen? Solche, die sich an Omas und Opas erinnern, die sich rührend um sie selber gekümmert hatten, als sie selber noch auf dem Dreirad fuhren? So eine ältere Oma: „Jeden Sonntag nahm mich mein Großvater mit in den Park und kaufte mir einen roten Ballon. Ich dachte, ich werde das gleiche mit eigenen Enkeln tun, weil es für mich eine unvergessliche Freude war." King und Elder (1997, S. 849), die diese Dame zitierten, befragten 700 Großeltern, zwischen 51 und 92 Jahre alt, wie sie ihre eigenen Großeltern erlebten, aber auch, wie oft sie mit ihren Enkeln etwas unternehmen. Je lebhafter sie sich an ihre eigenen Großeltern erinnerten und je mehr sie von ihnen gelernt hätten, desto stärker das Engagement für eigene Enkel, zumal dann, wenn eine zu weite geografische Distanz ein solches nicht erschwerte. Erwachsene scheinen bestrebt, Rollenmuster, die sie in der eigenen Kindheit als beglückend erfahren hatten, selber zu übernehmen. Großeltern sind jedoch keinesfalls vollständige Kopien ihrer eigenen Omas oder Opas, sondern können ihre Rolle diametral verschieden leben. Ein Opa in meinem Bekanntenkreis wurde von seinem jähzornigen Großvater regelmäßig geschlagen, ist aber zu seinen eigenen Enkelkindern von rührender Zärtlichkeit.

Eine Motivationsquelle für großelterliches Engagement können religiöse Überzeugungen sein. Denn die Kirche tradierte das Idealbild einer rührenden Großmutter, Anna, die Mutter von Maria. Zum bürgerlichen Idealbild speziell der Großmütter zählt, dass sie ihren Enkeln von Gott erzählen und mit ihnen beten. Exemplarisch ist Heidis Ersatzgroßmutter im Hause der Familie Sesemann, die dem an Heimweh leidenden Mädchen beibringt, die Hände zu falten, worauf dieses nur eines erbittet – die baldige Heimkehr auf die Alm (Spyri 2013, S. 146; dazu Schindler 2005, S. 209). King und Elder (1999) erhoben bei 585 amerikanischen Großeltern Religiosität, sowohl öffentliche (Kirchgang) als auch persönliche (Gebet), sowie das Engagement für ihre Enkel. Im Vergleich zu den wenig Religiösen gaben die Hochreligiösen öfters an, ihre kranken Enkel gepflegt zu haben. Auch brachten sie ihnen häufiger neue Fertigkeiten bei, verhielten sich wahrscheinlicher als Mentoren (auch in Bezug auf Religiöses), diskutierten mit ihnen regelmäßiger über pubertäre Probleme und definierten sich häufiger als Freunde ihrer Enkel. Dieser Effekt wird damit erklärt, dass Religiosität den familiären Banden und dem kindlichen Wohlergehen einen hohen Stellenwert beimisst. Aber zu Recht merken King und Elder (1999) an, wie rührend sich auch wenig religiöse Großeltern um ihre Enkel kümmern. Ob sich Religiosität auf Großelternschaft auch im mitteleuropäischen Raum günstig auswirkt, müsste flächendeckender untersucht werden. Empirische Indizien dafür liefert jedoch Schweitzer (2008), der aber darauf verweist, nicht wenige

Jugendliche stuften die großelterliche Religiosität, die durch die strengere Erziehung der 1950er-Jahre geprägt ist, als altmodisch ein.

Welche Faktoren bewirken, dass Großeltern ihren Kindern seltener begegnen, schlimmstenfalls gar nicht mehr? Zum einen Alterungsprozesse, wenn Omas und Opas gebrechlicher und die Intervalle zwischen den Besuchen länger werden (Dench und Ogg 2002, S. 81). Abrupter ist die Kontaktreduktion jedoch dann, wenn sich die Eltern scheiden lassen. Vor allem väterliche Großeltern verlieren dann nicht nur die Schwiegertochter, sondern auch die Enkel (Abschn. 4.6).

4.4 Wie Großeltern ihre Rolle verstehen: Vor allem als Verwöhner?

Großelternschaft wurde als „rollenlose Rolle" bezeichnet (Clavan 1978). In der Tat kann sie extrem unterschiedlich gelebt werden, von Hegen und Pflegen rund um die Uhr bis zur einmaligen Begegnung im Jahr, wenn überhaupt. Aber wie verstehen Großeltern ihre Rolle selber? Die Enkel vor allem verwöhnen? Sie belehren? Dies erfragte Crawford (1981) bei 107 Großeltern in den USA mit der Formulierung, „ein Großkind zu haben bedeutet für mich …". Am häufigsten lautete die Antwort: bereit zu sein, dieses zu unterstützen (94 %), sodann (84 %), dass die Zukunft der Familie gesichert ist, biologische Prolongation, die sehr tief sitzen kann, so bei einer 59-jährigen Mutter in England, deren einzige, kinderlose Tochter jung verstarb. In ihrer Verzweiflung, dass der Baum des Lebens mit ihr am letzten Zweige endet, ließ sie Follikel ihrer Tochter tieffrieren und beantragte vor Gericht, eines austragen zu dürfen, damit das Leben der Familie weiter bestehe. Das Gericht lehnte ab, weil keine schriftliche Einverständniserklärung der Tochter vorlag (Elgot 2015). Für 60 % ist es wichtig, dass Großkinder in ihrem Leben erreichen, worin man selber gescheitert war, und ein Drittel gab an, sich als Großelternteil pädagogisch besser verhalten zu wollen als zu den eigenen Kindern: „Wenn du Mutter bist, tust du, was du für richtig hältst. Aber wenn der Enkel kommt, kannst du berichtigen, was aus jetziger Sicht falsch ist" (Crawford 1981, S. 504). Nur für ein Prozent bedeutet es „wenig", ein Großkind zu haben.

Aufschlussreich für die Großelternrolle sind auch die favorisierten Umgangsformen mit den Enkeln. 97 % möchten mit ihnen viel Spaß erleben, 80 % sie belehren, und immerhin zwei Drittel verstehen sich auch als „Respektpersonen", denen zu „gehorchen" ist (Crawford 1981). Allerdings belegen die Interviews, dass Großeltern nur höchst selten disziplinieren, und wenn, dann um die Enkel zu schützen, etwa indem sie darauf bestehen, eine Jacke anzuziehen, bevor zum Winterspaziergang aufgebrochen wird. Mehrheitlich beteuerten die Großeltern, zu den Enkeln weniger streng zu sein als zu den eigenen Kindern.

Wie Großeltern mit ihren Enkeln umgehen, hängt auch vom Erziehungsstil der Eltern ab. Wenn letztere streng sind, Kindern nur wenig Freiräume zugestehen und sie harsch anfahren, wenn sie einen Fehler machen, neigen Großeltern dazu, mit ihren Großkindern verständnisvoll, milde und emotional beruhigend umzugehen und ihnen auch Dinge zu gönnen, die die Eltern verwehren. Wenn Mütter und Väter ihre Kinder alles gewähren lassen, sind Omas und Opas geneigter, auch Grenzen zu setzen, strenger zu sein und Sicherheit zu geben. Insofern erfüllen viele Großeltern eine kompensatorische Funktion, wodurch sich die Interaktionen über drei Generationen harmonisieren und die Kinder einen erzieherisch wünschenswerten Ausgleich erfahren (Oser 2007).

Um das Rollenverständnis von Großeltern zu messen, entwickelte Helen Kivnick (1983) einen wiederholt eingesetzten Fragebogen. Großelternschaft differenzierte sie in fünf Dimensionen. Zunächst deren Zentralität für die persönliche Identität: „Die Beziehung zu meinem Enkel ist für mich ein Hauptgrund um zu leben“, sodann die Wertschätzung des weisen Alters: „Ich glaube, meinem Großkind vieles lehren zu können“, gefolgt von Unsterblichkeit durch den Familienklan: „Mein Großkind ist wichtig, weil es die Linie unserer Familie fortführen wird“, Wiedereingliederung der persönlichen Vergangenheit: „Wenn ich mit meinem Großkind etwas unternehme, erinnere ich mich, wie ich mit den eigenen Großeltern zusammen war“, und schließlich die Nachgiebigkeit: „Zur Großelternschaft gehört, mit meinem Großkind nachsichtig zu sein“. Hayslip et al. (2003) legten dieses Instrument zum einen solchen Großeltern vor, die das Sorgerecht für ihre Enkel hatten, aber auch traditionellen, die ihre Enkel sporadisch sahen. Letztere hielten ihre Großelternrolle sogar für zentraler und trauten sich mehr positiven Einfluss ihres Alters auf die Enkel zu, obschon sie viel seltener mit ihnen zusammen waren. Auch neigten sie stärker zum Verwöhnen als die verantwortlich erziehenden Omas und Opas.

„Was sollen Großeltern tun, und was nicht?“ erfragten Mason et al. (2007) bei 850 Großeltern in den USA, von denen ein Drittel noch berufstätig war. Eine siebzigjährige Großmutter sprach für viele: „Großeltern sollten sich nicht einmischen, aber gleichwohl immer da sein.“ So sieht es auch die 72-jährige Kathe: „Ja, ich helfe beim Babysitten, wenn sie es nötig haben und versuche, mich nicht einzumischen, einfach zurücktreten und unterstützen, so gut ich kann.“ Nicht eingreifen fällt aber oftmals schwer, zumal dann, wenn Eltern Praktiken anwenden, die wenig gebilligt werden. Der Autor, der seine Kinder so oft wie möglich im Brusttuch trag, sah es bei einer seiner Töchter nicht gerne, dass sie ihren Sohn in einen Wagen legte und vor sich herschob. Großeltern sollten nicht intervenieren, weil dies die Autorität der Eltern schmälere und diese als wenig kompetent hinstelle. Auch würden Enkel verunsichert, wenn die Oma auf anderem besteht als die Mutter. Zudem sei es Wertschätzung der Eltern, diesen die volle Erziehungsverantwortung zuzutrauen.

Für ebenso wichtig wie das Nichteinmischen hielt die zitierte Großmutter, für die Enkel „stets da zu sein“, was 86 % der von Mason et al. (2007) Befragten bejahten. Dieses Da-Sein konkretisiert sich zumal als Hüten, bei dem es aber immer wieder dazu kommt, dass erzieherisch entschieden werden muss, etwa darüber, wie viele Haribos genug sind. Daraus resultiert eine grundsätzliche Ambivalenz der Großelternrolle (Breheny et al. 2013), die auch in anderen Kulturen nachgewiesen wurde, so in Singapur. In der aufblühenden Metropole hüten viele Großeltern ihre Enkel, damit die Töchter und Schwiegertöchter arbeiten gehen können. Obschon sie für die Großkinder große Verantwortung tragen, halten es viele mit einem der interviewten Opas. „Nützlich sein, das ist wichtig in der Rolle des Großvaters. Aber wenn du dich zu sehr einmischt, weist dich die Schwiegertochter zurück“ (Thang et al 2011, S. 556). Und eine Oma: „Wenn mich meine Enkel fragen, ‚Oma, was soll ich tun?‘ antworte ich nicht direkt, sondern sage: ‚Oma weiß es nicht. Geh und frage den Papa‘.“ Nur wenige räumten ein, Enkel gelegentlich zurechtzuweisen; vielmehr verstehen sie sich als deren Freunde und unterscheiden klar zwischen ihrer Rolle und derjenigen der Eltern: „Es ist anders als bei den Eltern, die manchmal durchgreifen müssen … Großeltern sollen unterstützen, sodass du eher wie ein Freund bist“ (Thang et al 2011, S. 558).

Die Großelternrolle lässt sich konturieren, wenn Omas und Opas darlegen, inwiefern sich diese von ihrer früheren Elternrolle unterscheidet. Dazu befragten Michlíĉkov und Španielov (2016) Großeltern in der Tschechoslowakei, die durchschnittlich 67 Jahre alt waren. Als gewichtigstes Thema schälte sich heraus: „Großkinder als Kinder ohne zusätzliche Verantwortung“. Eine 65-jährige Oma: „Ich denke, Enkel zu haben ist angenehmer.“ Bei den eigenen Kindern sei es sehr wichtig gewesen, ihnen Sicherheit zu gewährleisten: „Aber als Oma habe ich diese Verantwortung nicht mehr.“ Zahlreiche Befragte beteuerten, sie könnten die Zeit mit ihren Enkeln tiefer auskosten als die mit den eigenen Kindern, im Ruhestand umso leichter. Auch seien Großelterntätigkeiten freiwillig: „Babysitten ist nicht meine Pflicht. Die Enkel haben eine Mutter, aber wenn es sich ausgeht und ich will, schaue ich zu ihnen.“

Die Großelternrolle ist aber auch von Besorgnis durchsetzt. Zum einen der, Enkelkinder hätten es schwerer, in die immer komplexer werdende Gesellschaft hineinzuwachsen. Ein Gesprächspartner von Lampkin (2012, S. 9): „Ich mache mir Sorgen über die Lebensqualität, die sie haben werden, wenn sie erwachsen sind. Die Ökonomie, die Jobs, die Lage hat sich verschlechtert, sie werden nicht mehr die Möglichkeiten haben wie wir.“ Beunruhigen kann auch, die für eine erfüllende Großelternschaft erforderliche Leistungsfähigkeit zu verlieren und einen Enkel nicht mehr auffangen zu können, wenn er vom Klettergerüst stürzen sollte.

Zur Großelternrolle wird auch gerechnet, Fehler im Umgang mit den eigenen Kindern zu vermeiden, so ein 67-jähriger Opa: „Großeltern können Enkel als eine zweite Chance betrachten und ihnen zu geben versuchen, was sie den eigenen Kindern nicht geben konnten, weil sie damals keine Zeit dafür hatten oder es nicht wussten.“ (Michlíĉkov und Španielov 2016, S. 140). Zur pädagogischen Wiedergutmachung rechnen viele Großeltern, zu den Enkeln nachsichtiger und nachgiebiger zu sein als zu den eigenen Söhnen und Töchtern (Sommer-Himmel 2001) und sie durchaus zu verwöhnen.

Die Probe aufs Exempel beim Verwöhnen durch Großeltern besteht darin, ob diese ihre Enkel essen und trinken lassen, wonach sie gerade gelüstet. Dieser Frage wurde in letzter Zeit rege Beachtung geschenkt, nachdem eine große britische Studie zutage gebracht hatte, dass Kinder, wenn sie zwischen neun Monaten und drei Jahren nicht primär von den Eltern gepflegt wurden, sondern überwiegend von den Großeltern, häufiger übergewichtig waren (Pearce et al. 2010). Ursächlich seien ungesunde Ernährungsweisen: Zu häufig, zu süß, zu fett, wobei Omas mütterlicherseits diesbezüglich noch großzügiger seien als die väterlicherseits und die Großväter (Tanskanen 2013). Unterscheiden sich die diesbezüglichen Einstellungen von Eltern und Großeltern in der Tat? Die britische Ernährungspsychologin Farrow (2014) befragte zum einen 50 Mütter und Väter, was ihnen an der Ernährung ihrer Kinder wichtig sei, zum anderen deren eigenen Eltern, die Omas und Opas. Letztere kontrollieren das Essverhalten ihrer Enkel tatsächlich weniger stark und neigen häufiger dazu, Essen und Trinken zur Emotionsregulierung einzusetzen: „Wenn das Kind wütend ist, gebe ich ihm als erstes etwas zu trinken oder zu essen.“ Dennoch ist ihnen die verantwortungsbewusste Ernährung ihrer Enkel wichtig. Im gleichen Maße wie die Eltern überwachen sie, dass die Kinder nicht zu viele Süßigkeiten lutschen oder Chips knabbern. Damit bestätigte sich zum einen die häufig beschriebene Lockerheit von Großeltern kindlichen Essenswünschen gegenüber, zum anderen zeigte sich ein hohes Verantwortungsbewusstsein bezüglich der Gesundheit ihrer Enkel.

Auch die qualitative Studie von Eli et al. (2016) mit 27 Großeltern und 22 Eltern bestätigte, dass Omas und Opas nachgiebiger waren, wenn die Großkinder Süßigkeiten oder Snacks zwischendurch wünschten, dies zumal dann, wenn sie mit ihnen nur selten zusammen sein konnten. Eltern, wenn sie registrierten, dass die Großeltern ihre gesundheitsbewussten Ernährungspraktiken mit Bonbons und dergleichen unterliefen, beklagten dies, aber sie reagierten gleichwohl zumeist nachsichtig, um die dreigenerationelle Balance nicht zu gefährden. Eli et al. (2016), denen zumal daran liegt, die ausufernde Fettleibigkeit amerikanischer Kinder einzudämmen (ein Viertel der in ihre Studie einbezogenen Kinder war übergewichtig), beklagen diese Komplizenschaft zwischen Eltern und Großeltern, die zwar die Familienharmonie stärkt, aber einem gesunden Lebensstil der Kinder abträglich sein kann. Auch chinesische Großeltern, wenn sie häufig ihre Enkel hüten, erlauben diesen bereitwilliger Snacks zwischen den Mahlzeiten und süße Getränke. Der Effekt: Im Vergleich zu den nur von Eltern erzogenen Kindern sind diese mehr als doppelt so oft übergewichtig (Pulgaron et al. 2017, S. 264).

Obschon Großeltern ein zentrales Merkmal ihrer Rolle darin bestimmen, weniger Verantwortung auf sich nehmen zu müssen, ja verwöhnen zu dürfen, halten sie diese Rolle mehrheitlich für sehr wichtig. Australische Großmütter taten dies zu 86 %, Großväter zwar seltener, aber doch zu zwei Dritteln (Millward 1998). Aber für noch wichtiger hielten sie, ihre Großelternrolle mit anderen Verpflichtungen auszubalancieren, zumal wenn sie noch erwerbstätig waren, aber auch mit ihren Freizeitwünschen, etwa reisen. Großmütter, von Wearing und Wearing (1996) befragt, wollen mitnichten *nur* Omas sein (auch wenn sie es gerne sind), sondern auch im Beruf reüssieren, Ehefrau sein, ihren Steckenpferden nachgehen: „Frauen, die ausbrechen", so der Titel ihres Aufsatzes. Auch die von Young und Denson (2014) befragten Babyboomer Großeltern wollen ihre vielfältigen Rollen ausbalancieren und sich nicht auf die Oma- oder Oparolle engführen lassen, die sie freilich mehrheitlich gerne spielen, sofern sie nicht zu sehr beansprucht, was immer häufiger geschieht, wovon das nächste Unterkapitel handelt.

4.5 Wenn Großeltern wieder Eltern werden

Mein Taufpate legte sich kurz vor seinem fünfzigsten Geburtstag kerngesund neben seiner Frau ins Bett, während im angebauten Hausteil ihre siebenjährige Tochter schon schlief. Durch eine Mauerritze strömte Gas in den Keller, welches explodierte, als nach Mitternacht in der Gefriertruhe ein elektrischer Funke sprang. Das Ehepaar wurde von den Trümmern erschlagen, das Kind überlebte. Die Eltern seiner Mutter waren noch rüstig und zögerten keine Sekunde, die Enkelin aufzunehmen und bis zu ihrer Volljährigkeit für sie zu sorgen.

Immer wieder geschieht es, dass Eltern ihre Rolle nicht ausüben können, schlimmstenfalls weil sie sterben, inhaftiert werden, schwer drogensüchtig sind, in eine massive Depression oder Psychose geraten etc. Gemäß repräsentativen Daten aus den USA springen dann zumeist Großeltern ein (um die zwei Drittel), deutlich seltener andere Verwandte wie Onkel oder Tanten, und noch seltener werden Kinder in Pflegefamilien oder Heime gegeben (Radel und Bramlett 2014), weil in den letzten Jahrzehnten die Sensibilität dafür gestiegen ist, Kinder nicht aus den großfamiliären Banden zu reißen (Cuddeback 2004). Großeltern, die mit Enkeln zusammenleben, wurden bisher am intensivsten beforscht (Moore und Rosenthal 2017, S. 57–73; Baker et al. 2008; Hayslip 2000).

Aber wie oft kommt dies vor? In Mitteleuropa seltener als in den Vereinigten Staaten. In Baden-Württemberg leben in 0,6 % aller Haushalte Enkel mit ihren Großeltern zusammen, zumeist mit den eigenen Eltern oder einem Teil davon. Eine Studie mit 9137 Großeltern in zehn europäischen Ländern erbrachte eine Quote von drei Prozent, im Mittelmeerraum häufiger als im Norden (Di Gessa et al. 2016b). Dem gegenüber wurden in den USA Großeltern, die elterliche Verantwortung übernehmen, zu einem Politikum. Die Anzahl Kinder, die in einem von Großeltern geleiteten Haushalt aufwachsen, stieg in den letzten Jahrzehnten kontinuierlich an, von 2.2 Mio. im Jahre 1970 auf 3.9 ein Vierteljahrhundert später (Bryson und Casper 1999). 2012 wurden 4.2 Mio. solche US-Haushalten registriert, sodass gut jedes zehnte amerikanische Kind mit der Oma und/oder dem Opa aufwächst (Ellis und Simmons 2014, S. 2), die aber dafür kaum öffentliche Zuwendungen erhalten. Aufgrund dieser Entwicklung formulierte Williams (2011, S. 949): „Von den Großeltern zu den primären Fürsorgern", bzw. Eltern.

Weltweit werden um die 163 Mio. Kinder von Verwandten gepflegt, zumeist jeweils von Großeltern (Leinaweaver 2014). Häufig ist dies in China, weil viele junge Eltern, um am Wirtschaftswachstum teilhaben zu können, in die Städte ziehen und ihre Kinder auf dem Lande zurücklassen, in der Regel bei den Großeltern (Dolbin-MacNab und Yancura 2018, S. 8). Aufgrund des Konfuzianismus, der die Großfamilie als höchstes Gut hochhält, ist es für Großeltern selbstverständlich, in die Elternrolle zurückzukehren. Jedes dritte chinesische Kind lebt mit Großeltern zusammen, was sich auf ihre soziale Entwicklung positiv auswirkt (Li et al. 2016). Auch aus Rumänien, nach wie vor ein armes Land, wandern viele junge Eltern aus, um im Westen zu arbeiten. Ihre Kinder bleiben bei den Großeltern (Dolbin-MacNab und Yancura 2018, S. 16). Auch wenn solche Großelternhaushalte massiv von Armut bedroht sind, geht es den Kindern dort besser als in den Kinderheimen, von denen es unter der Diktatur von Ceausescu mehr als 700 gab, mit teils elendiglichen Lebensbedingungen.

Großeltern schlüpfen in Europa und in den USA zumeist nicht freiwillig noch einmal in die Mutter- oder Vaterrolle. In aller Regel gehen dem einschneidende, oft desaströse Ereignisse im Leben ihrer eigenen Kinder voraus (Vindivere et al. 2012, S. 12 f.). Nicht-elterliche Pflege wird notwendig, wenn Eltern ihre Kinder gefährden, sei es durch Gewalt, Missbrauch, geistige Erkrankung, Drogen. Aber auch dann, wenn sie nicht verfügbar sind, sei es wegen Militäreinsatz, Krankheit, Gefängnis, schlimmstenfalls des Todes, oder wenn sie nicht über hinreichend Geld und Wohnraum verfügen, zumal nach Teenager-Schwangerschaften. Als häufigste Ursache ermittelten Radel und Bramlett (2014) in den USA Drogen (42 %), fehlende Ressourcen, Wohnraum und Geld (34 %), Strafvollzug (33 %), Gewalt gegen Kinder (29 %), geistige Erkrankung (24 %). Großeltern als Mama oder Papa müssen zusätzlich die Lebenskatastrophen ihrer Kinder bewältigen. Diese können mit Scham erfüllen, quälende Selbstvorwürfe auslösen („Was haben wir falsch gemacht?"), Zorn schüren und Konflikte mit Sohn oder Tochter verschärfen. Waldrop (2003) schildert erschütternde Fälle von familiären Zerwürfnissen und existenziellem Scheitern in der mittleren Generation. Eine Großmutter sagte von ihrer drogensüchtigen Tochter, deren Kind sie aufzog, sie sähe diese lieber tot, als sich imaginieren zu müssen, wie elendiglich sie auf der Straße dahinvegetiert.

Erziehende Großeltern müssen ihren Alltag völlig neu strukturieren. Soziale Kontakte werden seltener, ebenfalls Reisen, Barbesuch, Kino, Engagement in Vereinen (Pruchno 1999). Zwei Drittel der von Purcal et al. (2014) befragten Großeltern beklagten, die Beziehungen zu ihrem Freundeskreis hätten sich verschlechtert. Dies gilt vor allem für die Großmütter, wohingegen in einer Studie mit erziehenden Opas festgestellt wurde, dass diese wieder häufiger Bars aufsuchten, oft um dem Stress zu entfliehen (Szinovacz et al. 1999). Die Pflege von Großkindern wird zwiespältig empfunden. Von einer 48-jährigen als extrem ermüdend: „Ich fühle mich zwanzig Jahre älter, weil ich so oft erschöpft bin. Aber ich habe viele Gründe, dass ich gesund bleiben muss." (Waldrop 2003, S. 217). Großmütter, die Enkelkinder aufzogen, erreichten auf einem Fragebogen, der Erziehungsstress misst, höhere Werte als Mütter (Musil et al. 2002). Schlimmstenfalls geraten sie in depressive Verstimmungen, zumal dann, wenn sie über schwächere psychische Ressourcen verfügen und auf wenig soziale Unterstützung zurückgreifen können. Ersatzeltern wurden doppelt so häufig als klinisch depressionsgefährdet diagnostiziert wie ungebundene Großeltern: zu 25 % (Minkler et al. 1997). Sind die Großkinder besonders pflegebedürftig, etwa aufgrund von Behinderung, steigt die Quote auf mehr als die Hälfte (Janick et al. 2000). Großväter litten vor allem darunter, weniger Freiheit zu haben („Bevor die Kinder kamen, war ich vogelfrei"), aber auch unter der Angst, es nicht mehr zu packen: „Ich sorge mich um die Zukunft der Enkel, wenn ich es gesundheitlich nicht mehr schaffe." (Kolomer und McCallion 2005).

Verständlich, dass solche Großeltern häufiger chronische Gesundheitsprobleme haben, zumal Hypertonie, Schlaflosigkeit, Kopfschmerzen, schwächeres Gehör (Emick und Hayslip 1999), dies umso mehr, als sie aufgrund der Enkelpflege oft nicht Zeit finden, einen Arzt aufzusuchen (Minkler et al. 1992). Rückläufig sei auch die Zufriedenheit mit Ehe und Sexualität (Bowers und Myers 1999). Und nicht zuletzt belaste, nicht die lässige, verwöhnende Großelternrolle spielen zu können, sondern Enkeln auch den Drohfinger zeigen zu müssen (Kolomer und McCallion 2005, S. 290).

Erziehende Großeltern sind deutlich armutsgefährdeter. In 77 % der von Roe et al. (1996) untersuchten Großelternhaushalten ging das Einkommen markant zurück, nachdem das Enkelkind ins Haus gekommen war, auch deswegen, weil noch erwerbstätige Großeltern ihre Arbeitszeit verkürzen mussten, um die ganztägige Aufsicht zu gewährleisten. Oft muss auch nach einer größeren Wohnung gesucht werden, sofern eine solche überhaupt erschwinglich ist. Eine 60-Jährige: „Es gab keine Privatheit mehr. Wir teilten einen Raum, eine Hälfte für uns, die andere für das Enkel." (Purcal et al. 2014, S. 480). Das Risiko, als Ersatzeltern unter die Armutsgrenze zu rutschen, ist in den USA doppelt so hoch wie in der Durchschnittsbevölkerung (Baker und Mutchler 2010). Hinzu kommt, dass solche Großeltern häufiger weniger gebildet und sozioökonomisch benachteiligt sind (Bavier 2011), was auch begünstigt haben kann, dass ihre Kinder in solche Krisen schlitterten, die es ihnen verunmöglichten, Elternschaft selber zu praktizieren.

Sind Kinder, bei Großeltern oder anderen Verwandten aufwachsend, weniger pflegeleicht? Es gibt Indizien dafür. Von 2257 Kindern, zwischen sechs und 17 Jahre alt und bei Verwandten aufwachsend, am häufigsten bei der Großmutter, zeigten 13 % massive emotionale Probleme (Jähzorn, Niedergeschlagenheit) und unerwünschtes Verhalten, speziell Hyperaktivität (Billing et al. 2002). Doch dies ist kaum großelterlicher Unfähigkeit anzulasten. Vielmehr haben solche Kinder Bitteres mitgemacht, sie wurden von den Eltern getrennt, viele vernachlässigt, misshandelt. Oder sie waren Opfer von Drogen, schlimmstenfalls als Säuglinge unter schreiendem Entzug, wenn die Mutter während der Schwangerschaft Heroin gespritzt hatte. Kinder bei Großeltern haben auch öfters schulische Schwierigkeiten, mussten zu 22 % eine Klasse wiederholen und engagierten sich am Pult weniger als Klassenkameraden bei beiden leiblichen Eltern (Billing et al. 2002).

Trotz der geschilderten Handicaps leisten Großeltern an ihren Enkeln vorzügliche Erziehungsarbeit. Dolan et al. (2009) besuchten mehr als 800 Kinder, die bei ihren Omas aufwuchsen, und beobachteten, wie diese mit ihren Enkeln umgingen. Warmherzig, unterstützend, ermutigend, mit zärtlichen Berührungen, und nur vereinzelt harsch oder sanktionierend. Sie stiegen diesbezüglich sogar besser aus als Pflegeeltern, die mit ihren Zöglingen nicht blutsverwandt waren. Verständlich, dass viele Enkel über ihre Groß-eltern-Eltern gute Worte finden: „Es ist, wie bei der Mama zu leben, nur dass sie mich nicht geboren hat, aber sie gab alles, die erste Flasche, alles." (Downie et al. 2010, S. 14). Aber auch, dass Omas und Opas mit Elternpflichten mehrheitlich beteuerten, das Großkind mache sie glücklich (99 %), für dieses zu sorgen vertiefe den Sinn des Lebens (95 %), obschon sie zu mehr als der Hälfte angaben, weniger Freiheit zu haben, als sie gerne hätten (Pruchno 1999, S. 219). Der Lohn von den Großkindern her überwiege die dafür gebrachten Opfer bei weitem (McGowen und Ladd 2006). In der Interviewstudie von Dolbin-MacNab (2006), betitelt „Als ob ich meine eigenen aufzöge", beteuerten etliche, die zweite Elternschaft sogar zu genießen: „Ich lache mehr mit meinen Großkindern als ich es mit den eigenen gemacht habe. Als Mutter war ich zu ernst … Ich nahm mir nicht die Zeit, die Rosen zu riechen, Mutter zu sein." Auch zweite Elternschaft kann Ernte sein. Dies wird auch dadurch bestätigt, dass – wie im Folgenden erörtert – es oft schmerzhafter ist, die Großelternrolle gar nicht leben zu können.

4.6 Wenn Großelternschaft nicht (mehr) gelebt werden kann

Eine Großmutter musste verkraften, dass ihre Schwiegertochter wenige Jahre nach der Geburt zweier Kinder starb. Ihr Sohn fand eine andere Frau, die ein eigenes Kind in die bald geschlossene zweite Ehe brachte. Die neue Mutter mochte die Schwiegermutter bzw. Großmutter nicht leiden und verfügte, sie dürfe mit ihren Enkeln allenfalls telefonieren, sie aber nicht mehr sehen. Ihr Ehemann unterstützte dies und argumentierte seiner Mutter gegenüber, die sehr darunter litt: „Ich versuche ja nur, eine neue Familie zu schaffen." Dies ist einer der bedrückenden Fälle von verunmöglichter Großelternschaft, über den, in einer einfühlsamen qualitativen Studie, Sims und Rofail (2013) berichten. Interviewt wurden 38 Großeltern, die mit ihren Enkeln nur eingeschränkten, teils gar keinen Kontakt mehr hatten. Ursächlich dafür war am häufigsten die Scheidung der Großeltern, die vor allem für Großväter zur Folge hatte, dass sich die Angehörigen von ihnen abwandten: „Nachdem meine Frau und ich uns scheiden ließen, haben sie sich gegen mich verbündet. Keiner ist mehr gekommen, um mich zu sehen“ (Sims und Rofail 2013, S. 381). Scheidungen im Umfeld der silbernen Hochzeit sind in den letzten Jahrzehnten enorm häufiger geworden. 24 % aller im Jahre 2010 in der Bundesrepublik geschiedenen Ehen hatten länger als zwanzig Jahre bestanden (bpb 2012), annähernd lange genug, um schon in die Großelternschaft eingetreten zu sein.

Dass Großeltern nach der Scheidung weniger Kontakte zu ihren Enkeln haben als verheiratete Omas und Opas, ist gut gesichert. Gemäß der Studie von King (2003) wohnen geschiedene Großeltern von ihren Enkeln weiter entfernt als intakte Familien, besuchen sie die Kirche seltener und verspüren nicht so tiefe familiäre Bande. Erheblich sind jedoch gendermäßige Unterschiede. Geschiedene Großväter, obschon sie in dieser Stichprobe jünger waren als nicht geschiedene, unternehmen weniger mit ihren Enkeln als geschiedene Omas. Einen starken Effekt zeitigt auch die Abstammungslinie. Am häufigsten verlieren nach einer Scheidung die väterlichen Großeltern den Kontakt zu den Enkeln, wohingegen die mütterlichen einen „matrilinearen Vorteil“ haben (Chan und Elder 2000).

Auch Scheidung in der mittleren Generation kann die Beziehung zwischen Enkeln und Großeltern erheblich beeinträchtigen, ja zerstören. Sims und Rofai (2013) zitieren einen Großvater: „Die Ehe (meines Sohnes) zerbrach. Das Problem war, dass unser Sohn eine Freundin hatte, und die Mutter war natürlich sehr sauer und wollte keinen Kontakt mehr mit meinem Sohn, und damit auch nicht mehr mit uns“. Trennen sich Eltern, sind die väterlichen Großeltern stärker gefährdet, den Kontakt zu den Enkeln zu verlieren, zumal wenn, wie vielfach die Regel, die frühere Schwiegertochter das Sorgerecht erhält (Kruk und Hall 1995; Drew und Smith 1999). Gemäß einer großen Studie in Australien hatten die Eltern des Vaters nur noch zu 13 % weiterhin wöchentlichen Kontakt zu ihren Enkeln, die mütterlichen Großeltern hingegen zu zwei Dritteln (Kaspiew et al. 2006). Auf letztere kommt wahrscheinlicher zu, dass sie, wenn die Töchter alleinstehend sind, weit intensiver für die Pflege der Enkel herangezogen und gelegentlich zu Ersatzeltern werden (Ferguson 2004).

Wie sich elterliche Scheidung auf die Beziehung zwischen Großeltern und Enkeln auswirkt, hängt stark vom Alter der Kinder ab. Sind sie jünger, können Großeltern aus ihrem Leben völlig verschwinden, sofern ihre Eltern dies wollen. Anders Jugendliche und Erwachsene, deren Eltern sich getrennt hatten und die von Cooney und Smith (1996) befragt wurden: Sie fühlten sich mit ihren Großeltern mehrheitlich weiterhin eng verbunden, mütterlicher- und väterlicherseits, und sie ergriffen im Vergleich zu Jugendlichen aus intakten Familien fast doppelt so häufig Initiativen, um den Großeltern zu begegnen. Junge Erwachsene, nachdem sie das schmerzhafte Zerbrechen familiärer Strukturen miterlebt hatten, verspürten Verantwortung dafür, generationenübergreifende Bande zu bewahren.

Der Kontakt zwischen Enkeln und Großenkeln kann durch weitere Gründe reduziert, schlimmstenfalls eingestellt werden. Gemäß der pionierhaften Studie von Kruk (1995) durch den Tod eines erwachsenen Kindes, das bereits Mutter oder Vater war. Häufiger jedoch weil es zu Konflikten mit eigenen Kindern kommt, mehr noch mit Schwiegerkindern. In der Stichprobe von Kruk (1995) sagten mehr als 70 % jener Großeltern, die nur noch eingeschränkten Zugang zu ihren Enkeln hatten, wenn überhaupt, von ihren Schwiegersöhnen und -töchtern, diese seien unfreundlich. Ein Großelternpaar schwärmte, wie sehr es durch die regelmäßigen Unternehmungen mit den Enkeln beglückt wurde, bis der Schwiegersohn, weil er sich zu wenig akzeptiert vorkam, die Besuche einschränkte und schließlich untersagt (Sims und Rofail 2013, S. 383). Auch Streit, etwa ums Erbe, kann für Großeltern-Enkel-Beziehungen desaströse Folgen haben.

Wodurch auch immer ausgelöst: Eingeschränkte, schlimmstenfalls verweigerte Großelternschaft kann sich verheerend auswirken. Eine Großmutter, nachdem ihr das Jugendamt den Zugang zu ihrer Enkelin verwehrt hatte: „Ich war am Boden zerstört. Wurde krankgeschrieben. Diese schreckliche Ungewissheit, wie es weitergeht, und nicht wissen, wie es dazu kam. Ich fraß so viel in mich hinein, konnte nicht schlafen." (Rigby et al. 2015, S. 5). Enkel sind zwar physisch nicht mehr präsent, aber psychisch noch lebendiger: als erinnertes Glück, Lebensernte, Stolz, und zugleich als Hoffnung, sie wieder in die Arme schließen zu dürfen. Die Trauer kann ähnlich massiv sein wie bei einem Todesfall und ist jeweils noch stärker, wenn die großelterliche Bindung besonders tief war (Kruk und Hall 1995, S. 139). Verständlich, dass Drew und Silverstein (2007) bei 442 Großeltern, denen der Zugang zu Enkeln nicht mehr möglich war, einen deutlichen Anstieg an Depressivität nachwiesen. Dieser war umso massiver, je überraschender sie dieses Schicksal ereilte, weniger jedoch dann, wenn das Zerbrechen der Ehe ihrer Kinder abzusehen war. In die bittere Trauer mischt sich oft die Sorge um das weitere Wohlergehen der Enkel, aber auch der Schmerz, die Großelternrolle, für viele Ältere existenziell konstitutiv, nicht mehr spielen zu können.

Aufgrund des bitteren Schmerzes, den der Kontaktabbruch Großeltern zufügen kann, verstehen sich die Bemühungen in vielen Ländern, ihnen ein Besuchsrecht sicher zu stellen. In der Bundesrepublik haben Großeltern seit der Kindschaftsrechtsreform von 1997 ein dezidiertes „Recht auf Umgang mit dem Kind", allerdings nur dann, wenn dieser „dem Wohle des Kindes dient" (BGB § 1685), was jeweils von den Großeltern nachgewiesen werden muss. Nicht alle Gerichte folgen entsprechenden Anträgen von Großeltern, am ehesten allerdings dann, wenn diese zuvor die Enkel regelmäßig gehütet hatten (Osthold 2015). Erzwingen lässt sich dieses Recht nicht, wofür der Bundesgerichtshof in Karlsruhe im September 2017 ein Präzedenzurteil verkündete. Bayerische Großeltern, die ihren Kindern vorwarfen, die Enkel nicht angemessen zu erziehen, erhielten kein Besuchsrecht, weil letztere durch unterschiedliche Erziehungsansichten verunsichert würden. Allerdings sind gerichtlich ausgetragene Streitereien die Ausnahme. Großeltern und Eltern seien, nachdem sich die noch in der Mitte des 20. Jahrhunderts häufigen Generationenkonflikte gelegt haben, einander „so nah wie nie zuvor" (Spiewak 2011).

Noch schmerzhafter als der Kontaktverlust zu Enkelkindern aufgrund von Scheidung oder Streit ist es, diese an den Tod zu verlieren. In den USA müssen jedes Jahr um die 160.000 Großeltern bewältigen, dass ein Enkel stirbt, am häufigsten wegen Frühgeburt, sodann aufgrund genetischer Defekte, plötzlichem Kindstod (in der Bundesrepublik um die 120 Fälle pro Jahr), Krebs und Unfällen (Youngblut et al. 2015). Die Trauer von Großeltern wird in der Literatur oft übersehen: „Vergessene Trauernde", so der Titel eines einfühlsamen Aufsatzes von Gilrane und O'Grady (2011). Vielfach ist der Schmerz umfassender als der von verwaisten Eltern. „Es war die Hölle. Wenn die Hölle ein Ort der Qualen ist, dann waren meine Frau und ich mittendrin", so ein Großvater, dessen Enkel tot auf die Welt kam. Zum Schmerz, dass ein junger Mensch stirbt, kommt Überlebensschuld dazu: „Das Begräbnis war die reinste Katastrophe. Du musst mit ansehen, wie jemand, den du so liebst, ins Grab gelegt wird. Meine Enkelin sollte doch leben und ich im Sarg liegen." (Gilrane und O'Grady 2011, S. 173). Aber auch die Qual, die Trauer von Sohn oder Tochter mit ansehen zu müssen: „Es war ein zweifacher Schmerz, weil ich den Schmerz meines Kindes mitlitt, und die Qual, mein Großkind verloren zu haben, ein stechender, unglaublicher Schmerz" (ebd.). Eine Großmutter bekannte: „In der Nacht, nachdem es geschehen war, hatte ich das Gefühl, zu ersticken." Und eine andere: „Ich schrie und schrie bis zur Übelkeit." (Aho et al. 2018, S. 678).

Verständlich, dass sich der Tod eines Enkelkindes, ein lähmender Schock, auf die Gesundheit von Großeltern desaströs auswirken kann. Am häufigsten sind quälende Schlafstörungen, endloses Grübeln, warum das Prinzesslein sterben musste. Knapp die Hälfte der von Youngblut et al. (2015) befragten verwaisten Großeltern geriet in eine klinische Depression, mehr als ein Drittel zeigte Symptome posttraumatischer Störungen, speziell Flashbacks des verstorbenen Enkels, oft begleitet vom Nicht-wahrhaben-Wollen des Verlusts, aber auch zwanghafte Gedanken, Zittern und erhöhte Schreckhaftigkeit, etwa wenn ein Telefon klingelt (Youngblut et al. 2010). Vereinzelt kam es zu Herzbeschwerden und Bluthochdruck.

Aber noch massiver ist der seelische Schmerz, und vor allem lang anhaltend, das ganze Leben verdüsternd: „Ich glaube nicht, dass ich aus dieser Trauer je rauskomme. Sie ist nun ein Teil meines Lebens, und ich habe sie zu ertragen, solange ich noch da bin." (Aho et al. 2018, S. 679). Trost gewähren am ehesten Gespräche, worin sich Großväter schwerer tun als Omas – sie sind eher „stark und stumm". Sodann sind es religiös-spirituelle Überzeugungen, wobei es aber auch vorkommt, dass Großeltern an ihrem Glauben irre werden, weil sie nicht begreifen können, dass Gott nicht sie zu sich rief, sondern ein kleines unschuldiges Kind (Youngblut et al. 2010, S. 356). Je inniger zuvor die Beziehung zum Enkel, desto tiefer die Trauer, desto schwerwiegender gesundheitliche Belastungen, nicht zuletzt deswegen, weil auch die gemeinsamen Unternehmungen bitter vermisst werden (Youngblut 2015).

Verwaiste Großeltern berichteten auch, sie hätten versucht, ihren eigenen Schmerz zu unterdrücken, um sich intensiver ihren trauernden Kindern widmen zu können. Letztere empfinden dies nicht immer als hilfreich, sondern oft als Einmischung (Reed 2003). Wieder andere, zumal wenn sie noch jünger sind, stürzen sich in die Arbeit, bei der sie aber oft von Gedanken an das verstorbene Enkelkind abgelenkt werden, etwa wenn sie Kinder sehen und sich fragen, wie ihr Enkel jetzt wohl wäre. Eher selten ist, dass sie professionelle Hilfe aufsuchen, auch wenn sie sich in einer klinischen Depression befinden (Nehari et al. 2007). Der Tod eines Enkels ist in der Tat das Verheerendste, was Großeltern widerfahren kann. Wie lässt sich folgendes Erlebnis einer Großmutter wirklich verarbeiten? „Das Baby lag da, und die Schwestern ermunterten uns, es in die Arme zu nehmen. Ich tat es, stützte das winzige Köpfchen ganz vorsichtig. Und ich wünschte: Atme, bitte atme, atme … aber nichts tat sich" (Gilrane und Tom 2011, S. 173). Und trotzdem finden Menschen die Kraft, weiter zu leben.

Viel häufiger ist jedoch, dass Großeltern die Früchte ihres Lebens ernten und von ihnen profitieren können (Kap. 5). Dies auch dann, wenn sie homo- oder bisexuell orientiert sind.

4.7 Homosexuelle Großeltern

Ein Bekannter, der Großvater wurde, erzählte in einer lockeren Runde, er habe seiner Frau gesagt, sie könne sich jetzt neben einem Opa ins Bett legen. Sie habe darauf erwidert, dann solle er sich auch so benehmen, also brav auf seiner Seite bleiben. Intimität im Alter zählt nach wie vor zu den gesellschaftlichen Tabuthemen (Bach und Böhmer 2011), und damit auch die Sexualität von Großeltern. Pornoproduzenten haben allenfalls zu Almöhi und Heidi, die aber kein Mädchen mehr, sondern eine reife junge Frau ist, Fantasien entwickelt. Gemäß dem bürgerlichen Bild von Oma und Opa halten sich diese zwar die Hände und geben sich einen Kuss auf die Wange, aber dass sie sich in Lust winden, wird als unschicklich empfunden. Wenn schon die Heterosexualität von Großeltern tabuisiert wird, so erst recht, dass eine Oma ihre Freundin am ganzen Körper küsst, oder dass ein Opa sich an seinen Lebensgefährten schmiegt. Die Psychologinnen Orel und Fruhauf (2006, S. 44), die zu dieser Thematik Pionierarbeit leisteten, vermuten, dass in den USA mindestens drei Millionen Großeltern leben, die lesbisch, schwul oder bisexuell sind.

Erst seit wenigen Jahren wird erforscht, wie homosexuelle Großeltern ihre Rolle verstehen und wie sie diese leben (Überblick: Moore und Rosenthal 2017, S. 87–92). Whalen et al. (2000) fragten neun lesbische Frauen, was eine gute Großmutter ausmache, wie sie mit ihren Enkeln umgehen, aber auch mit ihren Kindern in der Elternrolle, was sie dabei jeweils empfinden und welchen Rat sie einer Frau geben würden, die erstmals Oma wird. Eine ideale Großmutter unterstütze ihre Enkel emotional und liebe sie bedingungslos: „Ich möchte nur eines, dass meine Enkelin sagt: ‚Meine Großmutter hat mich gern, sie ist ein sicherer Ort“. (ebd., S. 46). Für ebenso wichtig befunden wurde, den Eltern des Enkelkindes zur Seite zu stehen, wann immer diese es nötig haben, dabei ohne sich aufzudrängen und einzumischen. Aber auch, mit den Großkindern viel zu unternehmen: „Ich verbringe viel Zeit mit meiner Enkelin, wir reden über alles Mögliche, pflegen unsere Hobbies, bemalen T-Shirts, schauen Filme, spielen Bowling.“ Uneins waren die Befragten, ob die Enkel zu verwöhnen seien. „Nein, das hat noch niemandem gut getan“, so die eine Hälfte, während sich die andere in folgende Richtung äußerte: „Verwöhne sie, kauf ihnen alles, was du finden kannst.“ Aber alle würdigten Großmutterschaft als enorm bereichernd: „Ich gebe bedingungslose Liebe, und ich spüre die Liebe von den Enkeln“. „Es ist so schön zu sehen, dass deine Familie weiterexistiert, über deine eigenen Kinder hinaus.“ Zusammenfassend halten Whalen et al. (2000, S. 55) fest: „Bezüglich der Wahrnehmung der Großmutterrolle bestehen keine nennenswerten Differenzen zwischen lesbischen und heterosexuellen Frauen.“

Zu dieser Schlussfolgerung führte auch die qualitative Studie von Orel und Fruhauf (2006), die einfühlsam sechszehn lesbische Großmütter befragten. Es ergaben sich die gleichen Typen von Großmutterschaft wie bei heterosexuellen Frauen auch: Bald Spaßsucher, unterstützend, formell, Bewahrer der Familientradition. Zusätzlich schilderten sie, wie sie ihre wirkliche sexuelle Identität annahmen, was ein langwieriger, oft schmerzhafter Prozess war, an dessen Ende die Trauer stehen konnte, so viele Jahre verloren zu haben, in denen sie als Ehefrauen eine Fassade aufrecht erhalten hatten. „Mit meinem Ehemann lernte ich Sex kennen, mit einer Frau die wahre Liebe.“ (ebd., S. 53). Ältere lesbische Großmütter bekannten häufiger, ihren Enkeln verschwiegen zu haben, dass sie eine Frau lieben; jüngere hingegen, die von der wachsenden gesellschaftlichen Akzeptanz gleichgeschlechtlicher Liebe profitierten, outeten sich auch ihren Enkeln gegenüber häufiger, was nur vereinzelt zu negativen Reaktionen führte. Großmütter, die ihren Enkeln von ihren Lebensgefährtinnen erzählt hatten, fühlten sich diesen emotional noch näher als jene, die aus Scham oder Furcht vor homophober Zurückweisung schwiegen, in stärker religiösen Settings ausgeprägter als in liberalen.

Zu weitgehend identischen Ergebnissen gelangte auch eine Studie mit 79 homosexuellen Großvätern (Tornello und Patterson 2016). Diese waren durchschnittlich 61 Jahre alt, hatten 3,3 Großkinder und waren gebildeter als die Durchschnittspopulation. Mehr als die Hälfte hatte ihren Enkeln noch verheimlicht, dass sie auf Männer standen, zumeist weil sie noch zu jung seien, um Homosexualität zu verstehen. Nicht aber ihren eigenen Kindern, die auf das Bekenntnis zu 22 % missbilligend reagierten, weit häufiger jedoch positiv oder neutral. Die selbst eingeschätzte seelische Gesundheit war besser, wenn die Großväter mit ihren Enkeln eine enge und warmherzige Beziehung pflegen konnten, die auch davon profitierte, wenn die geografische Distanz nicht zu weit war. Aber auch davon, ob die erwachsenen eigenen Kinder, deren Partner und die Enkel ihre sexuelle Identität akzeptierten. Bei einem Gesprächspartner in der Studie von Fruhauf et al. (2009, S. 109) war dies nicht der Fall. Er litt sehr darunter, dass sein Schwiegersohn Homosexualität eklig fand. Wenn er bei der Familie seiner Tochter anrief und sein ältester Enkel am Hörer war, sagte dieser, obschon gefragt, wie es ihm gehe, nur, er hole gleich seine Mutter.

Doch diese Beziehungsverweigerung ist die Ausnahme. Die meisten homosexuellen Großväter, die in dieser Studie erzählten, wie sie den Enkeln ihre sexuelle Identität offenbarten, leben ihre Großvaterrolle wie heterosexuelle Männer auch, bald hütend, bald auf Spaß aus, unterstützend, als Ratgeber, Mentoren und Bewahrer der Familientradition. Mehrheitlich beteuerten sie, es sei ihnen leichter gefallen, ihre sexuelle Ausrichtung den Enkeln offenzulegen als den eigenen Kindern. Wenn letztere die sexuelle Identität ihrer Väter akzeptierten, erleichterte dies enorm, den Enkeln anzuvertrauen, mit einem Mann liiert zu sein. Diese fanden das mehrheitlich in Ordnung und mögen ihre Großväter in gleicher Weise wie andere Kinder ihre mit der Großmutter verheirateten Opas auch. Noch vor wenigen Jahrzehnten – bis 1992 führte die Weltgesundheitsorganisation Homosexualität als „Krankheit", und der „Schwulenparagraf" 175 StGB, der sexuelle Handlungen zwischen Männern unter Strafe stellte, wurde erst 1994 ersatzlos gestrichen – wäre dies undenkbar gewesen, ein Beleg für die Liberalisierung der Gesellschaft, die aber stets fundamentalistisch gefährdet ist.

In unserer pluralistischen Lebenswelt kommt nicht nur vor, dass Großeltern homosexuell sind und mittlerweile wahrscheinlicher dazu stehen, sondern auch Kinder und Enkel. Wie gehen Großeltern damit um, wenn die heranwachsende Enkelin, eben noch eine zierliche Prinzessin, sich zu Frauen hingezogen fühlt, und der Enkel zu anderen Männern? Empirisch ist dazu leider nur wenig bekannt. In ihrer einschlägigen Dissertation referiert Scherrer (2010) britische Studien mit hunderten homosexuellen Jugendlichen und jungen Erwachsenen aus den 1990er -Jahren. 15 % der Gays sagten, ihre Großmütter wüssten über ihre Neigung Bescheid, aber bloß acht Prozent der Großväter. Bei den lesbischen Frauen wussten dies die Omas zu acht Prozent, die Opas zu drei. Weibliche Homosexualität scheint im erweiterten Familienkreis noch stärker tabuisiert als die männliche.

Warum dieses Stillschweigen? Jugendliche befürchteten, ihre sexuelle Selbstenthüllung würde die Großeltern nicht nur schockieren, sondern tief schmerzen, dies zumal dann, wenn sie sich mit ihnen warmherzig verbunden fühlten. Ein katholischer Familienratgeber in den USA aus dem 21. Jahrhundert (Lopata und Lopata 2003, S. 42) riet: „Wir können es Oma und Opa nicht erzählen (dass ein Enkel homosexuell ist), es würde sie töten." Dahinter steht das Stereotyp der altmodischen, emotional fragilen Alten. Aber hinreichend erwiesen ist, dass Großeltern damit sehr souverän umgehen können, ihre Enkel weiterhin bedingungslos lieben und sie unterstützen, auch und gerade bezüglich ihrer Sexualität. Scherrer (2010, S. 267) zitiert einen jungen Schwulen, der seinen Freund zu einer Familienfeier mitbrachte: „Meine Großeltern waren sehr lieb zu ihm, ja, sie waren von ihm geradezu überwältigt. Meine Eltern auch. Aber bezeichnend war, wie mit mir danach darüber gesprochen wurde. Mein Vater war besorgt: ‚Ist das wirklich gut für dich?' Meine Großeltern nicht." In ihrem Buch über homosexuelle Familienmitglieder zogen Herdt und Koff (2000, S. 75) den Schluss, Großeltern akzeptierten vielfach leichter, dass ihre Enkel sich zu ihresgleichen hingezogen fühlen als die Eltern. Homosexuelle Großkinder erwarten sich von ihren Großeltern vor allem Verständnis und sind, wenn sie dieses erhalten, ausgesprochen willig, auch sie zu unterstützen, wenn sie dies, weil gebrechlich geworden, brauchen (Scherrer 2010, S. 51).

In Mitteleuropa klaffen bezüglich der Großelternschaft in GLBT-Familien (gay, lesbian, bisexual, transsexual) viele Wissenslücken (Moore und Rosenthal 2017, S. 92). Eine aktuelle Befragung von 171 älteren Schwulen in Hamburg brachte aber zutage, dass 45 % jener, die schon Großväter waren, mit der Beziehung zu ihren Enkeln sehr zufrieden sind. Lesbische Großmütter sind dies noch häufiger (79 %) (Gerlach und Szillat 2017, S. 144). Im Internet finden sich berührende persönliche Zeugnisse über homosexuelle Großeltern. Saskia (2017), eine dreißigjährige Mutter, schildert, was alles ihre zwei Kinder mit ihrem eigenen Vater unternahmen, der in seiner Lebensmitte bemerkte, eigentlich Männer zu lieben: „Was gibt es denn Cooleres als einen hübschen, schwulen Opa? Ich finde es einfach wichtig, dass unsere Kinder mit diesem Thema groß werden und es als normal empfinden." Auch homosexuelle Großeltern können viele Früchte ernten, die in Kap. 5 auszubreiten sind. Zuvor jedoch einige Fakten zu einer Personengruppe, die kontinuierlich wächst: Stiefgroßeltern.

4.8 Stiefgroßeltern: Besser als ihr Ruf

Stiefeltern, speziell Stiefmütter hatten lange einen schlechten Ruf. Die Stiefmutter von Aschenputtel, die dieses zwingt, neben dem rußigen Herd zu schlafen und Linsen auszulesen, während ihre verwöhnten eigenen Töchter im Königsschloss tanzen. Die Stiefmutter von Schneewittchen, die dieses seiner Schönheit willen beneidet und ihm nach dem Leben trachtet. Wahrscheinlich dürfte nur wenigen Lesern bekannt sein, dass in der ersten Ausgabe der Grimmschen Märchen, erschienen im Jahre 1812, die Neiderin nicht Schneewittchens Stiefmutter war, sondern die leibliche, und dass die hartherzige Mutter von Hänsel und Gretel erst nachträglich zur Stiefmutter gemacht wurde (Filz 2012). In den Volksmärchen kommen so viele Stiefmütter vor, weil unzählige Mütter im Kindbett starben, bevor Ignaz Semmelweiss im Jahre 1847 verschleppte Keime als dessen Ursache erkannte. Warum treten in Märchen keine Stiefgroßeltern auf? Weil sich – wie in Kap. 2 dargelegt – Großelternschaft erst im 19. und 20. Jahrhundert in breiteren Bevölkerungskreisen entfaltete.

Aufgrund der in den letzten Jahrzehnten angestiegenen Scheidungsrate – in der Bundesrepublik um 1955 zehn Prozent, im Spitzenjahr 2003 immerhin 55 %, seitdem allerdings kontinuierlich zurückgehend – und anschließender Wiederverheiratung ist die Quote der Stiefgroßeltern deutlich gewachsen. Wie groß sie genau ist, lässt sich nur schwer einschätzen (Moore und Rosenthal 2017, S. 76). Aber wenn – so das Bundesministerium für Familie, Senioren, Frauen und Jugend – von zehn Prozent Stieffamilien auszugehen ist, ist auch mit in etwa gleich vielen Stiefgroßeltern zu rechnen. Repräsentative Daten liegen aus den Vereinigten Staaten vor. Demnach haben immerhin 20 % aller Großmütter, die älter als 51 alt sind, mindestens ein Stiefenkelkind, und 22 % aller gleichaltrigen Großväter. Weniger Gebildete sind wahrscheinlicher Stiefgroßeltern, haben aber auch mehr biologische Enkel, und dies in früheren Lebensjahren als Eltern mit Universitätsabschluss (Yahirun et al. 2018). Angesichts so vieler Stiefgroßeltern ist es schwer verständlich, warum diese nach wie vor wissenschaftliche Stiefkinder sind.

Stiefgroßelternschaft kann sich in zwei Varianten ergeben (Pashos et al. 2016). Wenn eine Person eine/n Partner/in ehelicht, die selber schon Oma oder Opa ist. Aber auch dann, wenn ein eigenes Kind einen Partner heiratet, der schon Nachwuchs hat. Im ersten Falle gilt „Stief" entweder für die Großmutter oder den Großvater, wohingegen im zweiten Fall beide Eltern des heiratenden Kindes gleichzeitig Stiefgroßeltern werden.

Sind Stiefgroßeltern – wie vom traditionsreichen Stereotyp „Stief" unterstellt – ‚schlechtere' Omas und Opas? Als Indiz dafür könnten Studien ins Feld geführt werden, die das Verwerflichste untersuchten, was Enkeln angetan werden kann: Wenn sie von Großeltern, speziell Großvätern begrapscht und schlimmstenfalls vergewaltigt werden. Margolin (1992) sichtete 95 Fälle, in denen Kinder, durchschnittlich acht Jahre alt, von ihren Opas sexuell missbraucht wurden, oft wenn sie bei ihnen übernachteten, vom Berühren des Genitalbereichs bis hin zu erzwungener Fellatio oder vollzogenem Koitus. Unter den Tätern befanden sich überdurchschnittlich viele Stiefgroßväter, die sich an den Stiefenkeln zumeist auch schwerer vergingen als andere Männer an ihren biologischen Enkelinnen. Mit einer Art Entsprechung in der mittleren Generation ist es leider der Fall, dass Kinder, die in einem Haushalt mit einem Stiefelternteil leben, zumeist dem Stiefvater, das vierzigfache Risiko haben, körperlich missbraucht zu werden, was der renommierte Psychologe David Buss (2004, S. 199 f.) evolutionstheoretisch erklärt: Verschonen der nahestehenden Gene und Übergriff auf die von Fremden. Aber: Auch wenn sich in einem von tausend Fällen ein Stiefgroßvater an seiner Enkelin vergeht, so ist nicht zu vergessen, dass 999 Großkinder unberührt bleiben.

Die meisten Stiefgroßeltern sind besser als ihr Ruf. Chapman et al. (2016) befragten ausführlich 27 junge Erwachsene (Durchschnittsalter 20 Jahre), die Stiefgroßeltern hatten. Zwei Drittel der Befragten würdigten diese als wichtige Mitglieder ihrer Familie. Und dies umso wahrscheinlicher, wenn sich die Stiefomas und –opas ihnen gegenüber wie typische Großeltern verhalten hatten: Sie hüten, gemeinsame Unternehmungen, Geschenke, erzählen. „Er ist wie mein wirklicher Großvater. Mein Stiefopa ist der einzige, den ich kenne. Er war schon da, als ich geboren wurde.“ Einige erzählten, sie hätten lange Jahre gar nicht gewusst, dass Oma oder Opa mit ihnen biologisch gar nicht verwandt ist. Wenn ihnen das mitgeteilt wurde, oft in der mittleren Kindheit, war das überhaupt kein Grund, an der Beziehung etwas zu ändern: „Um ehrlich zu sein, ich kenne überhaupt keinen Unterschied zwischen Stiefgroßeltern und biologischen Großeltern: Mein Stiefopa ist mein Stiefgroßvater, niemand in unserer Familie macht diesen Unterschied, auch wenn er nicht mein wirklicher Opa ist.“ Wenn Stiefgroßeltern in ihrem Verhalten nicht dem Bild der idealen Oma oder des fürsorglichen Opas entsprechen, entsteht nur schwerlich eine warmherzige Beziehung: „Sie (die Stiefoma) ist nicht ein wirklicher Teil der Familie. Sie kann die Lücke nicht ausfüllen, die die echte Oma hinterlassen hat.“ (Chapman et al. 2016, S. 638).

Erhebliche Unterschiede in der Beziehung zwischen Enkeln und Stiefgroßeltern bewirkt der Zeitpunkt, wenn letztere in das Leben der Großfamilie eintreten. Chapman et al. (2018) unterscheiden danach, ob Stiefgroßeltern dies schon seit langer Zeit waren, bevor die Enkel geboren wurden, oder ob sie erst spät in deren Leben eintraten. Ist ersteres der Fall, entsteht wahrscheinlicher eine enge, herzliche Beziehung: „Mein Stiefgroßvater ist wirklich der einzige, den ich kenne. Ich habe Fotos, auf denen ich auf dem Arm des wirklichen Großvaters zu sehen bin, aber ich erinnere mich nicht mehr.“ (Chapman et al. 2018, S. 107). Werden Männer oder Frauen erst später zu Stiefgroßeltern, erinnern sich die Enkel wahrscheinlicher an ihre biologischen Großeltern und können kaum anders, als Vergleiche anzustellen. Und oft ging dem voraus, dass die Ehe der Großeltern geschieden wurde, und noch öfters, dass ein Großelternteil starb: „Der Tod meiner Oma war sehr hart für meine Mama. Sie ermunterte Opa, wieder eine Beziehung einzugehen. Wir trauern immer noch um die Grandma, und deswegen ist es für uns hart, die Neue zu akzeptieren." (ebd., S. 108).

Eine der wenigen quantitativen Studien zu Stiefgroßeltern führten Christensen und Smith (2002) durch, indem sie die Beziehungsqualität von 284 Großeltern-Enkelpaaren und von 55 Stiefgroßeltern-Großkind Dyaden miteinander verglichen. Die Stiefgroßeltern beteuerten zu 69 %, mit ihrer Beziehung zum Enkel sehr zufrieden zu sein, und immerhin 61 % der Großkinder nahmen dies auch so wahr. Wie erwartet, war die Zufriedenheit bei den biologischen Großeltern noch höher. Sie lag, bei Omas wie Opas, bei knapp 90 %. Etliche Stiefgroßeltern merkten im Fragebogen an, eine bessere Beziehung zum Enkelkind anzustreben. Dennoch: Angesichts des hartnäckigen Stereotyps von nicht sonderlich geliebten Stiefeltern ist die Zufriedenheit der Stiefomas und Stiefopas ausgesprochen hoch, aber auch die Zufriedenheit der Enkel mit ihnen.

Investieren biologische Großeltern mehr in ihre Enkel als Stiefgroßeltern? Gemäß der Theorie der Verwandtenselektion sind Lebewesen bestrebt, durch Verwandtenhilfe die eigenen Gene in nachfolgenden Generationen weiter bestehen zu lassen. Wenn sich eine Frau um die Kinder ihrer Schwester kümmert, die bei einem Verkehrsunfall ums Leben kam, ist dies der Gesamtfitness förderlich, weil in ihren Nichten und Neffen auch Teile ihrer Gene weiterleben. Von daher wäre zu erwarten, dass sich Stiefgroßeltern für Stiefenkel, weil keine genetische Gemeinsamkeit besteht, weniger engagieren. Die dazu durchgeführten Studien erbrachten gemischte und differenzierte Ergebnisse. Pashos et al. (2016) befragten 108 Stiefenkel und 151 ihnen zugeordnete Stiefgroßeltern und verglichen diese mit biologisch verwandten Enkel-Großelterndyaden. Wie prognostiziert, verspürten die Großkinder mehr Nähe zu den echten Großeltern, zu den Omas noch mehr als zu den Opas. Aber mehrheitlich fühlten sie sich auch mit Stiefgroßeltern eng verbunden, interessanterweise mit eingeheirateten Stiefgroßvätern noch mehr als mit Stiefomas. Eine mögliche Erklärung dafür ist, dass neue Ehemänner von Großmüttern, um auf diese einen guten Eindruck zu machen und sich ihrer Zuwendung zu versichern, sich sehr um deren biologischen Enkelkinder kümmern. Zu einem Ergebnis, das diese Annahme stützt, gelangten Gray und Brogdon (2017) in einer Studie mit 341 jungen erwachsenen Amerikanern: Biologische Großväter investierten geringfügig weniger Zeit und Geld für ihre Enkel als die Stiefopas. Auch Stiefväter engagieren sich vielfach stärker für angeheiratete Kinder als für eigene Söhne und Töchter, um so die neue Partnerin an sich zu binden.

Die umfangreichste entsprechende Studie führten, mit 22.979 Personen aus elf europäischen Ländern, Coall et al. (2014) durch. Erwartungsgemäß war die Investition der biologischen Großeltern, operationalisiert als gemeinsam verbrachte Zeit, umfangreicher als die der Stiefgroßeltern. Darin sei eine Bestätigung der Theorie der Verwandtenselektion zu sehen: Mehr Einsatz für genetisch Nahestehende. Aber gegen diese Theorie spricht, dass gut die Hälfte der biologischen Großeltern seltener als einmal im Monat mit den Enkeln zusammen war, und viele überhaupt nie, obschon biologische Omas und Opas stärker als Stiefgroßeltern bejahten, es gehöre eigentlich zu den Pflichten von Großeltern, sich um die Enkel zu kümmern. Biologische Faktoren wirken offensichtlich in die Beziehungen zwischen Großeltern und Enkel mit ein, erklären diese aber nicht zur Gänze. Ausschlaggebend sind auch persönliche Einstellungen, speziell die, sich um Enkelkinder kümmern oder aber zu ihnen distanziert bleiben zu wollen. Nicht zu unterschätzen sind auch Faktoren wie geografische Nähe, gesellschaftliche Rollenerwartungen der Großelternschaft und Ressourcen.

Insgesamt: Stiefgroßeltern, derer immer mehr werden, wurden in der Familienforschung enorm vernachlässigt, und sie werden es nach wie vor. Entgegen traditionsreichen Stereotypen sind sie um ihre Stiefenkel viel besorgter als sie gemäß der Theorie der Verwandtenselektion sein dürften, insbesondere Stiefgroßväter, die dadurch möglicherweise die neue Partnerin stärker an sich binden wollen. In der Sicht der meisten Enkel gehören Stiefoma und Stiefopa zur erweiterten Familie vollumfänglich dazu, zumal dann, wenn sie früh in den neuen Familienkreis eintraten und sich bemühten, sich wie ideale Großeltern zu verhalten. Dann können auch sie die Früchte von Großelternschaft reichlich ernten, die im folgenden Kapitel ausgebreitet werden.

5
Früchte von Großelternschaft

Inhaltsverzeichnis

Zusammenfassung

Gelebte Großelternschaft hat nachweislich einen vitalisierenden und verjüngenden Effekt. Sie ist – sofern nicht zu zeitintensiv – der Gesundheit förderlich, der physischen wie der seelischen, und insbesondere auch dem Selbstwert, bis hin zu berechtigtem Stolz. Auch ist sie vielfach enorme schöpferische Generativität und als solche eine wirksame Prophylaxe gegen Demenz. Auch Enkel können von Großeltern enorm profitieren, mit ihnen viel Glück und Spaß erleben, in ihrer Entwicklung gefördert werden, speziell der charakterlichen, und in die Familiengeschichte eingeführt werden, was stabile Identität verleiht. Von daher ist verständlich, dass Evolutionsbiologen nachwiesen, wie sehr Großeltern, speziell Großmütter dem Überleben unserer Vorfahren förderlich waren.

A. A. Bucher, *Lebensernte*, https://doi.org/10.1007/978-3-662-57988-6_5

Diese Früchte können mannigfaltig sein und das Leben enorm bereichern, zum Einen dasjenige der Großeltern selber (Abschn. 5.1), die ihre Enkel vielfach als Jungbrunnen erleben, wenn sie mit diesen herumtollen, wodurch der Selbstwert steigt und der letzte Lebensabschnitt einen zusätzlichen, tiefen Sinn und Generativität erhalten kann. Zum Anderen dürfen auch Enkel Früchte ernten (Abschn. 5.2), etwa wenn sie erleben, was eine unserer Gesprächspartnerinnen schilderte. „Mein Opa schaute mich an mit einem Blick, der für mich sagte: Wie schön, dass du da bist, so wie du bist." Unzählige Großkinder erlebten ihre Großeltern als Glücksquellen, wurden in ihrer Entwicklung unterstützt, nicht nur der sozialen, sondern auch schulisch, beruflich, materiell. Angesichts dieser vielen Früchte ist wenig erstaunlich, dass Evolutionsforscher nachwiesen, wie sehr Großeltern in der Menschheitsgeschichte dem Überleben unzähliger Generationen förderlich waren, die Großmütter noch mehr als die Großväter (Abschn. 5.3).

5.1 Effekte für Großeltern

Was Großelternschaft bewirkt, hängt davon ab, wie diese gelebt wird. Wer mit den Enkeln spaßige Badeurlaube verbringt, sie regelmäßig sieht und gelegentlich froh ist, sie den Eltern zurückgeben zu können, wird aus der Großelternrolle viel Befriedigung ziehen. Wer Tag und Nacht auf sie aufpassen und ihre Unterhosen waschen muss, während andere Pensionisten auf dem Kreuzfahrtschiff dinieren und tanzen, gerät in Isolation und frustrierenden Stress (Abschn. 4.6). Im Folgenden werden die wünschenswerten Auswirkungen *sporadischer* Großelternschaft ausgebreitet, die ohnehin weit verbreiteter ist als Ersatzelternschaft, die am seltensten praktiziert wird, aber bisher am häufigsten untersucht wurde (Triadó et al. 2014). Erörtert werden zunächst Effekte von Großelternschaft auf die physische Gesundheit, die vitalisiert werden kann (Abschn. 5.1.1), sodann, von der Physis nicht trennbar, auf psychologische Variablen, so Selbstwert (Abschn. 5.1.2), und schließlich Großelternschaft als existenziell schöpferisches Wachstum: Generativität (Abschn. 5.1.3).

5.1.1 Vitalisierend und verjüngend: Effekte auf physische Gesundheit

Menschen sind so alt, wie sie sich fühlen: Vierzigjährige mitunter mürbe wie 70, Siebzigjährige, aus der Sauna kommend, hitzig wie 35. Wie wirkt sich Großelternschaft auf das erlebte Alter aus? Oft wie bei einer unserer

Gesprächspartnerinnen: „Wenn ich mein Großkind sehe, fühle ich mich um Jahre jünger und voll von Lebenskraft." Wie Großelternschaft das subjektive Alter beeinflusst, untersuchten Bordone und Arpino (2016) bei 4100 Amerikanerinnen und Amerikanern, die den 50. Geburtstag bereits gefeiert hatten. Wer vor dem 55. Lebensjahr in die Großelternschaft eintrat, fühlte sich um zwei Jahre älter als die Enkellosen, wahrscheinlich weil sie sich nun zur dritten Generation zählten. Aber Großeltern, älter als 75, fühlten sich im Schnitt um drei Jahre jünger als Gleichaltrige ohne Enkel, und jeweils noch jünger, wenn sie mit ihren Enkeln viel unternahmen. Auch in der Bundesrepublik: Großeltern, wenn mit ihren Enkeln häufiger aktiv, erleben sich als jünger, aber auch dann, wenn sie auf Kinder aus der Nachbarschaft aufpassen (Bordone 2017). Das verantwortungsvolle Zusammensein mit Kindern versetzt in Aktivität, geistig und körperlich, und nährt den Stolz, trotz ergrauten Haaren gebraucht zu werden und eine lohnenswerte Aufgabe zu erfüllen (Kaufmann und Elder 2003).

Gelebte Großelternschaft kann ein Jungbrunnen sein. Viele New-Age Omas, von Rosenthal und Moore (2012) befragt, gestanden, im Umgang mit Enkeln ihr inneres Kind zu spüren, ja selber wieder zum Kinde zu werden. Eine Oma berichtete, wie sie mit ihrem Enkel regelmäßig bei einem benachbarten Bauern Milch holte. Wenn sie an weidenden Kühen vorbeikamen, begann er zu muhen, und sie tat es auch, wie ein Kind: „Großmutter zu sein ermöglicht mir, das Leben mit den Augen des Kindes zu sehen und auch ganz unscheinbare Dinge zu bestaunen" (ebd., S. 43). Dabei gehen Großeltern ganz im Augenblick auf, fühlen sich tief glücklich, und sie denken nicht daran, dem Tod entgegenzugehen. „Großmutter zu sein hat den paradoxen Effekt, sich jünger zu fühlen, und nicht älter" (Rosenthal und Moore 2012, S. 54). Gelebte Großelternschaft ist ein Gegenmittel zum Altern.

In der Literatur über die Effekte großelterlicher Enkelpflege herrschte das Stressmodell vor: Großeltern, körperlich ohnehin angeschlagen, die bei nicht pflegeleichten Enkeln einen noch höheren Blutdruck kriegen (Musil et al. 2002). Dem gegenüber favorisieren jüngere Publikationen das Belohnungsmodell, jedoch nur dann, wenn die Enkel nicht rund um die Uhr zu betreuen sind. An einer für die USA repräsentativen Stichprobe (N = 12.872) zeigten Hughes et al. (2007) längsschnittlich, dass die Gesundheit von Großeltern nicht beeinträchtigt wird, wenn sich diese regelmäßig um Enkel kümmern. Im Gegenteil! Jene, die pro Jahr zwischen 200 und 500 h zu ihren Enkeln schauten, fühlten sich agiler und gesünder. Diese günstigen Effekte seien kausal auf den Umgang mit Enkeln zurückzuführen, weil sie sich bei denjenigen Großeltern zeigten, die in dem sechsjährigen

Untersuchungszeitraum damit begonnen hatten, mit ihren Großkindern herumzutollen.

Medien präsentier(t)en Großeltern oft als hochbetagt, eher als Urgroßeltern, ein Stereotyp, weil schon Vierzigjährige Großeltern sein können. Und doch steckt in diesem Klischee ein Funken Wahrheit. Freiwillig praktizierte Großelternschaft kann die Lebensspanne verlängern. Dies belegt die Berliner Altersstudie, in der 516 Personen über mehrere Jahre begleitet wurden. Wer sich mindestens einmal die Woche mit Enkeln beschäftigte, ohne dass die Eltern zugegen waren, lebte zwischen drei und vier Jahre länger als passive Großeltern oder Pensionisten ohne Enkel (Hilbrand et al. 2017). Interessanterweise trat dieser lebensverlängernde Effekt auch bei kinderlosen Personen auf, die sich ehrenamtlich um andere Mitmenschen kümmerten, sei es in der Nachbarschaft, sei es in wohltätigen Einrichtungen. Von diesen war sieben Jahre nach dem ersten Interview noch die Hälfte am Leben, wohingegen von den Nicht-Engagierten bereits nach vier Jahren jeder zweite verstorben war. Helfen, in der Familie oder außerhalb, aktiviere das der Evolution enorm förderliche neuronal-hormonelle Fürsorgesystem (Brown et al. 2011). Dies stärkt Empathie und reduziert Stress, sodass weniger Cortisol ausgeschüttet wird, das, wenn im Übermaß vorhanden, ursächlich ist für Zivilisationskrankheiten wie Diabetes. Selbstloses Verhalten, gegenüber Enkeln wie bedürftigen Nachbarn, tut dem Selbst gut.

Der Gesundheit förderlich ist gelebte Großelternschaft auch in stärker kollektivistischen Kulturen, so in China, wo die Großfamilie in noch höheren Ehren steht als im individualistischen Westen. Zhou et al. (2017) unterteilten ihre älteren Befragten danach, ob sie aktuell in der Pflege von Enkeln engagiert waren, ob sie dies früher schon getan hatten, oder gar nicht. Letztere schätzten ihre Gesundheit schlechter ein, auch fühlten sie sich weniger mobil und leistungsfähig. Die Großelternrolle, wie vom Konfuzianismus zu übernehmen vorgeschrieben, sei alles andere als eine Belastung. Vielmehr können sich Menschen in dieser optimal entfalten, auch und gerade körperlich, indem sie mit Enkeln umhertollen, aber auch emotional, indem sie sich mit ihnen verbunden fühlen, ebenso mit den eigenen Kindern, die ungehinderter ihren Erwerbstätigkeiten nachgehen können. Eine jüngere Studie in China brachte zusätzlich zutage, dass Großeltern, die sich nicht nur in der Pflege von Enkeln engagierten, sondern auch in der der eigenen Mütter und Väter, also den Urgroßeltern, bessere Blutdruckwerte sowie weniger C-reaktives Protein im Blut hatten, dessen Anstieg jeweils auf Entzündungen oder Tumore hinweist (Xu 2018). Auch artikulierten die Fürsorger, die mehr an andere als an sich selber dachten, eine überdurchschnittlich hohe Lebenszufriedenheit.

Aber könnte nicht sein, dass Querschnittstudien positive Zusammenhänge zwischen gelebter Großelternschaft und besserer Gesundheit zutage bringen, weil rührige Großeltern zuvor schon besser bei Kräften waren? Dies überprüften Di Gessa et al. (2016a) längsschnittlich an 9137 Großeltern aus zehn europäischen Nationen. Vor allem Großmütter, die wöchentlich oder noch häufiger mit ihren Enkeln aktiv waren, hatten bessere kardiovaskuläre Werte und fühlten sich gesünder, unabhängig davon, wie ihr Gesundheitszustand war, als das Enkelkind auf die Welt kam. Warum dieser Effekt bei den Großvätern geringer war, lassen die Autoren offen, er könnte aber dadurch bedingt sein, dass Enkelpflege nach wie vor stärker an Großmütter als an Großväter denken lässt. Aber so oder so: Aktive Großelternschaft, zumal wenn sie freiwillig ist, kann ein Jungbrunnen sein, wird als belohnend erlebt, stärkt Bindungen, auch die zu den eigenen Kindern, schafft Sinn und nährt ein Gefühl des Dazugehörens, das eines der tiefsten menschlichen Bedürfnisse ist, aber auch ein Empfinden für die Beständigkeit des Lebens. Ein Großvater, 88 Jahre alt, bekannte: „Großkinder und Urgroßkinder sind eine Form des ewigen Lebens. Sie schenken mir ein Gefühl von Kontinuität" (Kemp 2005, S. 167). Allerdings ist nicht zu vergessen, dass erzwungene Großelternschaft, zumeist nach dem existenziellen Scheitern eigener Kinder, die Gesundheit schädigen und in erschöpfte Depression hinunter zerren kann (Abschn. 4.6).

5.1.2 Selbstwertstärkend: Effekte auf das psychische Befinden

„Ich war dermaßen stolz, wie ich Opa wurde, auf meine Tochter, und auch auf mich selber", beteuerte einer unserer Gesprächspartner. In der Tat kann Großelternschaft mit Stolz erfüllen und den Selbstwert stärken, eines der stärksten Korrelate von Glück (Bucher 2018). Zumal dann, wenn sie ins angemessene Zeitfenster fällt (Abschn. 3.2) und nicht darin besteht, 24 h pro Tag wachsam zu sein. Reitzes und Mutran (2004) fragten 204 Großeltern, wie wichtig ihnen diese Rolle sei und wie sie sich in ihr fühlen, ob als kompetent und angenehm etc. Je stärker dies der Fall war, desto weniger trübsinnige Gedanken und desto höher der generelle Selbstwert. Bei den Großmüttern war dies noch stärker der Fall als bei den Großvätern, weil sie ihre Rolle noch wichtiger nehmen.

Eine hohe Zufriedenheit mit ihrer Großelternschaft wiesen, bei 149 Australiern, durchschnittlich 66 Jahre alt, Thiele und Whelan (2008) nach. Wovon hängt diese am stärksten ab? Zunächst vom Geschlecht: Großmütter sind noch zufriedener und verbringen im Schnitt viereinhalb Stunden die Woche bei ihren Enkeln, Großväter die Hälfte davon. Keinen Effekt zeitigt das Alter: 90-Jährige können sich als Oma und Opa ebenso glücklich fühlen wie 50-Jährige. Entscheidender ist jedoch, welche Dimensionen der Großelternschaft nach Kivnick (1983; Abschn. 4.4) für wichtig gehalten werden. Je zentraler die Großelternrolle empfunden und je mehr das Alter wertgeschätzt wird – speziell Lebenserfahrung und Weisheit weiter geben zu können –, desto höher die großelterliche Zufriedenheit. Diese wird jedoch nicht erhöht, wenn Großeltern die Enkel vor allem verwöhnen wollen und in ihnen die verheißene Unsterblichkeit des Familienklans erblicken. Besonders stark ist der Effekt von Generativität, ein Konstrukt, das Erik Erikson (2003, S. 117) in die Lebenslaufforschung eingebracht hat. In einem engeren Sinne bedeutet Generativität „das Interesse an der Erzeugung und Erziehung der nächsten Generation", in einem weiteren Sinn darüber hinausgehendes schöpferisches Verhalten, sei es in Beruf, Politik, Wirtschaft, Kultur. Wer solches leistet, kann von folgender Zuversicht beschenkt werden: „Ich habe das Gefühl, dass meine Beiträge nach meinem Tod weiterexistieren werden." Anderenfalls stellt sich Stagnierung ein, deprimierende Untätigkeit, lähmender Stillstand. Thiele und Whelan (2008) würdigen Großelternschaft zu Recht als generatives, schöpferisches Verhalten, das tief beglücken kann.

Psychisches Befinden hängt stark davon ab, ob Menschen Sinn erfahren dürfen. In besonderem Maße zuteil wird dies vielen älteren Personen durch die Großelternschaft. Eine 79-jährige Oma: „Das hat mein Leben dermaßen bereichert. Ich wäre ein sehr, sehr einsames Wesen, wenn ich die Enkel nicht hätte, und wenn ich nicht für sie schauen könnte, für sie stricken, für sie Geschenke einkaufen. Ich liebe das alles, es macht so Sinn" (Rosenthal und Moore 2012, S. 49). Großelternschaft verleiht dem Leben eine neue Dimension und Tiefe.

Der Effekt von Großelternschaft auf das psychologische Wohlbefinden scheint nicht in allen Bildungsschichten gleich stark, so der Deutsche Alterssurvey (Mahne und Huxhold 2015). Großeltern mit höherer Bildung verspüren seltener unangenehme Affekte. Eine mögliche Erklärung: Weniger Gebildete verfügen in der Regel über schwächere materielle Ressourcen und geraten häufiger in materielle Sorgen. Aber auch in niedrigeren sozialen Schichten bewirkt tiefe Verbundenheit mit Enkeln, dass die großelterliche Lebenszufriedenheit steigt, angenehme Emotionen häufiger bzw. depressive Verstimmungen seltener sind.

Großeltern in Entwicklungs- und Schwellenländern leben wahrscheinlicher mit (mehr) Enkeln unter einem Dach und kümmern sich häufiger um sie als in Mitteleuropa. Erhöht praktizierte Großelternschaft auch dort die Lebenszufriedenheit bzw. reduziert sie Depressivität? Grundy et al. (2012) untersuchten in Chile 1872 Großeltern über einen Zeitraum von zwei Jahren hinweg. Je jünger die Enkel, je mehr von ihnen (durchschnittlich acht) und je geringer die geografische Distanz, desto mehr Zeit wandten die Großeltern für sie auf. Bei den Großmüttern schützte dies nachhaltig vor depressiven Verstimmungen, erhöhte die Lebenszufriedenheit aber nur wenig. Bei den Großvätern hingegen ließ sich ein deutlicher Anstieg des Wohlbefindens feststellen, wahrscheinlich deswegen, weil sie aus freien Stücken mit den Enkeln spielten, wohingegen sich die Großmütter aufgrund des Stereotyps der fürsorglichen Frau eher dazu verpflichtet fühlten. So oder so: Grundy et al. (2012) würdigen die hohe Wichtigkeit und den unbezahlbaren psychohygienischen Nutzen von Großeltern für Familien in Chile, und anderswo auch.

Zum gängigen Stereotyp des Alters – und damit auch der Großeltern – zählt, dass nachmittags um drei vergessen ist, was zu Mittag gegessen wurde und die kognitive Leistungsfähigkeit schwächer wird, zumal bei Demenzerkrankungen, die häufiger werden. Könnte regelmäßiges Plaudern mit Enkeln, die das neue Samsung flinker bedienen, nicht eine kognitive Verjüngungsspritze sein? Die vorliegenden Ergebnisse sind gemischt (Burn und Szoeke 2015a). Viel Beachtung fand eine Studie von Brun et al. (2014): Australische Großmütter, wenn sie einmal die Woche Enkel hüteten, schnitten bei Tests, die Gedächtnisleistungen sowie kognitive Flexibilität maßen, besser ab als jene, die sich nicht um Enkel kümmerten. Omas hingegen, die sich an fünf Tagen um ihre Enkel kümmern mussten, hatten ein schlechteres Arbeitsgedächtnis und waren kognitiv weniger flexibel, wahrscheinlich aufgrund der stärkeren Beanspruchung. Burn und Szoeke (2015b) bestätigten dies an einer Studie mit 224 Großmüttern, durchschnittlich 69 Jahre alt und mit 4,7 Enkelkindern: Jene, die einmal die Woche etwas mit ihnen unternahmen, wussten binnen einer Minute mehr Wörter aufzusagen, die mit einem bestimmten Buchstaben begannen, als jene, die häufiger in die Betreuung eingebunden waren. Großelternschaft, sofern freiwillig und nicht im Übermaß, sei ein Segen für das kognitive Funktionieren im höheren Alter und eine vorzügliche Prophylaxe gegen Demenz.

Enkelkinder können für ihre Großeltern offensichtlich verjüngende und vitalisierende Glücksquellen sein. Und dies scheint umso eher der Fall, je stärker sich in Omas und Opas die Einsicht festsetzt, dass ihre Lebenszeit begrenzt ist. Fung et al. (2005) fragten 156 chinesische Großeltern, wie sehr sie sich vor dem Tode fürchten und wie sehr sie Formulierungen wie „Mir kommt vor, die Zeit läuft davon“ zustimmten. Auch erkundeten sie, wie Großelternschaft erlebt wird, mit Items wie: „Das Leben als Großmutter/Großvater ist wunderbar“ „Mein Leben wäre weniger lebenswert, wenn ich nicht Großmutter / Großvater geworden wäre." Großelternschaft war viel intensiver und erfüllender, wenn die verbleibende Lebenszeit als kürzer wahrgenommen wurde. Die Angst vor dem Tod, in dieser Stichprobe ohnehin niedrig, hatte dem gegenüber keinen Einfluss auf die Großelternschaft.

Wird Großelternschaft auch dann so positiv erlebt, wenn ein Enkelkind behindert ist? In einer einfühlsamen Studie interviewten die australischen Psychologinnen Woodbridge, Buys und Miller (2011) Großeltern, deren Enkel an zerebraler Bewegungsstörung, am Down-Syndrom (Trisomie 21), an Autismus und anderen Beeinträchtigungen mehr litten. Freimütig räumten einige ein, wie sehr sie geschockt waren: „Zuerst war es schwer, das zu akzeptieren, dass das gerade uns passiert. Aber wenn man es einmal akzeptiert, dann ist man einfach da für die Tochter, und da für den Enkel." Auch diese Großeltern lebten ihre Rollen unterschiedlich, selbst als Spaßsucher: „Ich lege mich nieder und balge mit ihm", einem Enkel mit Down-Syndrom; ebenfalls als teilweise Ersatzeltern: „Die Eltern müssen ja arbeiten, und so fahren halt wir zu den Neurologen und den Spezialisten", so die Großeltern eines Enkels mit dem Rett-Syndrom. Die meisten beteuerten: „Wir versuchen ihn wie ein ganz normales Kind zu behandeln". Freilich, einige empfanden als Problem, dass die gesunden Enkel nicht so viel Zuwendung erhielten. Dennoch: „Großeltern erlangen viel Freude und Befriedigung aus ihrer Beziehung zu den Enkeln, trotz deren Behinderung" (Woodbridge et al. 2011, S. 361).

5.1.3 Großelternschaft als schöpferische Generativität

Während die Humanwissenschaften Großelternschaft bis weit ins 20. Jahrhundert hinein marginalisierten oder als schädlich für die Enkel problematisierten, ist ihr Ansehen in jüngster Zeit enorm gestiegen. Sie wird – wie bereits erwähnt – unter Bezugnahme auf Erikson (2003) als „Generativität" und als psychosoziales Wachstum. gewürdigt (Ben Shlomo und Taubmann – Ben-Ari 2016; Bates 2009; Thiele und Whelan 2007). Aber worin besteht dieses Schöpferische? Auf der Basis qualitativer Interviews mit Großeltern und Enkeln erörtert Bates (2009, S. 338 f.) sechs Komponenten.

Die erste besteht in „Abstammungsarbeit". Indem Großeltern von ihrer eigenen Kindheit und den Vorfahren erzählen, erschließen sie den Enkeln die umfassendere Geschichte ihrer Familie und damit ihre eigene Herkunft in der Kette des Lebens. Ein Interviewpartner: „Mein väterlicher Großvater konnte die Vergangenheit zum Leben bringen und entflammte in mir einen Stolz auf meine Vorfahren, wodurch ich viel über mich selber lernte" (Bates 2009, S. 340). Bestenfalls erleben Enkel ihre Großeltern als die Schöpfer eines umfassenden Familiengedächtnisses, was ihnen Sicherheit und das Gefühl verleiht, mit einer tiefen Vergangenheit verbunden zu sein (Weber und Absher 2003). Ein Enkel beteuerte: „Es ist so wichtig, deine Wurzeln zu kennen, deine Familiengeschichte, woher du kommst. Das haben mir meine Großeltern erschlossen" (Kemp 2005, S. 168). Unvergesslich kann sich in Großkindern einprägen, wenn Großeltern sie an Orte führen, die in ihrem Leben wichtig waren: Die Kirche, in der sie heirateten, das Haus – sofern vorhanden –, in dem sie selber Kinder waren. An einem Gymnasium in Freising instruierte eine engagierte Lehrerin im Jahre 2005 die Schülerinnen und Schüler, sie sollten sich von ihren Großeltern erzählen lassen, wie das Leben im Dritten Reich war. Eine Elfjährige erfuhr: „Die Oma hat den ganzen Krieg in Essen erlebt und wurde mit ihren Eltern ausgebombt. Sie rannte noch in das brennende Haus und rettete eine Puppe, Kleidung und Decken. … Die Wände des Bunkers schwankten wie aus Gummi, als die Bomben fielen. Die Menschen hatten nichts zu essen und schliefen auf Holzbänken. Während einer kurzen Entwarnung rannte die Oma mit dem größten Topf zu den Soldaten und holte etwas weniges zu essen." Solche Erzählungen flößen Enkeln tiefen Respekt ein. Die gerettete Puppe wird in dieser Familie als ein unantastbares Symbol des generationenübergreifenden Zusammenhangs und des Lebens gehütet.

Zweitens: Lehrerschaft. Schöpferisch ist auch, Enkel zu instruieren, sei es, wie die Angelrute auszuwerfen ist, wie ein Socken zu stopfen etc. (Abschn. 6.4). Drittens: Viele Großeltern zeigen den Enkeln auch, gemäß welchen ethischen Grundsätzen zu leben ist, insbesondere Ehrlichkeit und Rechtschaffenheit, was Bates (2009, S. 342) als „spirituelle Arbeit" würdigt. 80 % der von Lampkin (2012, S. 9) befragten Großeltern (N = 1904) bekannten, es sei ihnen wichtig, ihren Enkeln Werte zu lehren, die sich in ihrem eigenen Leben bewährt hatten, speziell Beharrungsvermögen, Vertrauen, Glaube.

Die vierte Domäne ist „schöpferische Erholung", wenn sich Großeltern mit ihren Enkeln sportlich betätigen, radeln, Eis essen, ihnen erheiternde Geschichten erzählen. Auf diese Weise leisten sie auch – fünftens – Arbeit an der Identität der Familie. Zumeist ohne es absichtlich zu wollen, leben Großeltern ihren Enkeln vor, wie vertrauensvolle und tragende Beziehungen zwischen Partnern und den Generationen gestaltet werden können (Bates und Godsell 2013, S. 40). Sechstens: Und schöpferisch ist auch, Großkinder zu unterstützen, auch und gerade finanziell. Ein Enkel erinnert sich voller Dankbarkeit, wie sein Großvater aus dem Nichts ein großes Unternehmen aufbaute und kluge Investitionen tätigte, sodass er allen fünf Großkindern und 14 Urgroßkindern in der Zeit, in der sie heranwuchsen und in der

Lehre oder im Studium waren, unter die Arme greifen konnte (Bates 2009, S. 346).

Intergenerationelle Solidarität wird auch hierzulande praktiziert, und dies sogar großzügiger, als angesichts des gängigen Stereotyps einer egomanischen Konsumgesellschaft anzunehmen wäre. Gemäß den repräsentativen Daten des Deutschen Alterssurvey sind nicht nur die Transferleistungen von Eltern an ihre Kinder gestiegen, sondern – mehr noch – die Geldflüsse von Großeltern an Enkel. Waren es 1996 noch acht Prozent der jüngeren Großeltern (55 bis 69 Jahre), die ihren Enkeln Geld in die Hand drückten, so 2014 bereits 16 Prozent. Bei den über 70-Jährigen stieg die Quote von 15 auf 28 %: Fast jede/r dritte (Klaus und Mahne 2017).

Zu großelterlicher Generativität zählt auch, wenn Omas und Opas von ihren Enkeln lernen. Eine Großmutter: „Meine Enkel haben mein Leben definitiv verändert. Sie halten mich in Kontakt damit, was junge Leute tun, und ich denke, das ist so wichtig, dass ich nicht in meiner kleinen Welt versaure und eine beschränkte alte Frau werde" (Rosenthal und Moore 2012, S. 47). Und ein Großvater: „Ich mag es, die Freizeit mit den Enkeln zu verbringen. So bleibe ich up to date, vor allem in der Computerwelt" (Hebblethwaite und Norris 2011, S. 128). Wie viele Großeltern lernten Skypen über ihre Enkel und profitierten davon, dass ihnen diese Programme wie WhatsApp herunterluden?

Generativität ist infolgedessen eine reziproke Dynamik, in der die interfamiliären Bande gestärkt werden, dies umso mehr, wenn auch das Verhältnis zwischen Großeltern und Eltern herzlich ist. Sie kann den Selbstwert und die Lebenszufriedenheit enorm stärken. In einer einfühlsamen Interviewstudie mit spanischen Großmüttern hoben diese einhellig hervor, aktive Großelternschaft sei tief bereichernd: „Mit den Großkindern lebst du eine zweite Jugend. Ich genieße es, ihr Wachsen und ihre Fortschritte zu sehen, mehr als bei den eigenen Kindern, da war ich viel zu gestresst" (Villar et al. 2012, S. 305). Besonders beglückend sei, Liebe zu geben, aber ebenso, auch solche zu erhalten: „Sie (die Enkelin) liebt mich so sehr und fragt so oft ihre Eltern: ‚Kann ich bei der Oma bleiben? Wird sie mit uns kommen?'" (ebd.). Und nicht zuletzt können Großeltern vom Umgang mit Kindern das Gefühl erhalten, gebraucht zu werden: „Ich war stets aktiv und nie glücklich, wenn ich nur herumgesessen bin. So sind die Großkinder ein wahres Gottesgeschenk, sie halten mich auf Trab und lassen mich fühlen, in der Familie wichtig zu sein" (ebd.). Und nicht zuletzt vertreiben Enkelkinder, worunter viele ältere Menschen leiden: Einsamkeit, die epidemisch wächst, in Depression hinunterzieht und die Mortalität erhöht (Singh und Misra 2009). In der Tat: Enkel sind ein Segen für Großeltern, aber letztere sind dies auch für die Großkinder.

5.2 Effekte von Großelternschaft für die Enkel

Enkel können in extrem unterschiedlichem Ausmaß von Großeltern profitieren. Einige, indem sie von Oma oder Opa ein Dach über dem Kopf bekommen, die Wäsche gewaschen, die Butterbrote gestrichen. Andere, indem sie gelegentlich ein Geschenk erhalten, ein Kompliment, eine Familiengeschichte aus jener Zeit hören, als in den Badeanstalten noch Geschlechtertrennung herrschte. Im Folgenden werden weniger die Effekte von Großeltern als Ersatzeltern erörtert, die in Mitteleuropa im Vergleich zu China und mehr und mehr auch den USA ein seltenes Phänomen sind (Abschn. 4.5), sondern vielmehr diejenigen von sporadischen Begegnungen. Großeltern können auf das weitere Leben ihrer Enkel direkten Einfluss nehmen, etwa indem sie ihnen Ratschläge geben, sie lehren und unterstützen, aber auch indirekt, etwa wenn sie einer Tochter, die als Teenager Mutter wurde, ermöglichen, die Ausbildung abzuschließen, sodass sie sich später mehr erwirtschaften kann, was dem Enkel zugutekommen wird (Lavers und Sonuga-Barke 1997). Im Folgenden wird primär die direkte Unterstützung durch Großeltern in den Blick genommen und auf der Basis solider Studien dargelegt, wie sich diese auf das Wohlbefinden der Enkel auswirkt, aber auch auf ihre soziomoralische Entwicklung und ihre Karrieren.

5.2.1 Großeltern können Enkel glücklich machen

„Besonders glücklich war ich bei meiner Großmutter. Zwischen vier und sechs Jahren verbrachte ich in Abständen mehrere Woche bei ihr, die mich sehr liebte, viel Zeit mit mir verbrachte, einfach da war. Besonders schön war der Weg zum Kindergarten, an Einfriedungen balancieren, Einkauf beim Greißler, Versteckspiele in der Hecke. Ich war das Reh, Omi der Jäger“, so eine Interviewpartnerin. Dass großelterliche Zuwendung das Wohlbefinden von Enkeln hebt, ist vielfach bestätigt. Eine repräsentative Studie zu Kindheitsglück in der Bundesrepublik (N = 1239) brachte zutage, dass Kinder, zwischen 6 und 13 Jahre alt, bei ihren Großeltern zu 82 % glücklich sind, bei ihren Geschwistern mit 72 % geringfügig seltener, weil mit letzteren ja auch zu streiten ist (Bucher 2009, S. 113). Moorman und Stokes (2016) wiesen längsschnittlich nach, dass Großkinder (N = 356) seltener in depressive Verstimmungen – das Gegenteil von Glück – geraten, wenn sie sich mit ihren Großeltern eng verbunden fühlen. Die Kontakthäufigkeit spiele im Vergleich dazu eine geringere Rolle.

Aber wodurch machen Großeltern glücklich? Aufschlussreich ist die qualitative Studie von Griggs et al. (2010), in der britische Kinder und Jugendliche munter erzählten, wann sie bei ihren Großeltern am glücklichsten seien, am häufigsten übrigens bei der mütterlichen Oma. Zumal bei gemeinsamen Aktivitäten: „Meine Oma und ich haben die gleichen Hobbies, ich mag Karten spielen und Kuchen backen, und meine Oma liebt genau das gleiche" (Griggs et al. 2010, S. 207). Glückspsychologisch ist hinreichend erwiesen, dass Aktivität, vor allem spielerische und um ihrer selbst willen ausgeübte, das Wohlbefinden anhebt (Bucher 2018). Die befragten Kinder wussten es auch sehr zu schätzen, dass ihre Großeltern sich für ihre Hobbies interessierten und ihnen ungeteilte Aufmerksamkeit schenkten: „Wenn die Eltern zu dir schauen, dann sind sie nie erholt, sie haben immer anderes zu tun wie Arbeiten und Putzen, aber die Großeltern schenken dir die ganze Zeit" (ebd.). Als beglückend erleben Enkel auch, dass Großeltern mit ihnen lockerer umgehen: „Bei meinem Opa fühle ich mich entspannter, und er verwöhnt mich mehr und gibt mir, was mein Vater nicht gibt, etwa eine Cola zwischendurch" (Griggs et al. 2010, S. 208). Ebenfalls, dass sie ihnen von ihrem reichen Wissen schenken und sie unterstützen: „Meine Mam hilft bei den Hausaufgaben, aber wenn ich nach der Schule gleich zur Oma gehe, hilft sie ein bisschen mehr" (ebd.). Und nicht zuletzt steigt das Wohlbefinden von Enkeln, wenn Großeltern sie in schwierigen Zeiten unterstützen: „Wenn ich bei einem Test durchfalle, helfen sie mir, das zu ändern, auch am Telefon." Großeltern, von einer Befragten als „zweite Eltern" gewürdigt, können sprudelnde Glücksquellen sein. Wenig verwunderlich, dass 84 % der Befragten bejahten: „Respektierst du, was die Großeltern dir sagen", am häufigsten wiederum bei der mütterlichen Oma (94 %).

Im Jahre 2015 wuchsen in der Bundesrepublik 15 % aller Kinder bei einem alleinerziehenden Elternteil auf. Gerade in dieser Familienform, die häufiger wird, steigert großelterliche Zuwendung das Glück von Enkeln noch mehr als in vollständigen Familien. Ruiz und Silverstein (2007) untersuchten 925 amerikanische Haushalte und fanden: Wenn sich Großeltern um Enkel kümmerten, die bei einem Elternteil lebten, zumeist bei der Mutter, erhöhte sich deren Wohlbefinden noch mehr bzw. minderte depressive Symptome effektiver. Großeltern dienen in solchen Fällen als „funktionale Substitute" in der Bewältigung von Stress bei Heranwachsenden. Aber wenn Kinder ausschließlich bei den Großeltern leben, sind sie weniger glücklich und zeigen häufiger Verhaltensauffälligkeiten, dies jedoch weniger wegen fehlender großelterlicher Fürsorge, sondern weil diesen familiären Konstellationen existenzielle Katastrophen in der mittleren Generation vorausgehen (Abschn. 4.5).

5.2.2 Großeltern begünstigen die soziomoralische und spirituelle Entwicklung von Enkeln

Meine Großmutter mütterlicherseits war eine sehr großzügige Frau. Wenn, was damals noch häufig geschah, Bedürftige vorbeikamen und eine milde Gabe erbaten, hat sie, obschon alles andere als reich, stets etwas gegeben. Dies hat sich tief eingeprägt. Dass Großeltern die Prosozialität ihrer Enkel positiv beeinflussen können, belegten in einer Längsschnittstudie Yorgason et al. (2011), indem sie fünfhundert Enkel in der Pubertät befragten. Wenn ihre Großeltern mit ihnen emotional tiefer verbunden waren und auch über ihre Probleme redeten, bejahten sie wahrscheinlicher: „Ich helfe anderen, auch wenn es für mich nicht so leicht ist". Zudem beflügelt großelterliche Zuwendung das schulische Engagement von Heranwachsenden. Die sozio-emotionalen Fähigkeiten Heranwachsender werden gefördert, wenn sie auch regelmäßig Kontakt mit Erwachsenen außerhalb der Kernfamilie pflegen, dies umso mehr, wenn diese nicht kontrollieren oder gar sanktionieren, sondern wünschenswerte Entwicklungsschritte lobend anerkennen.

Großelterliches Engagement kann auch bewirken, dass Problemverhalten bei Kindern und Adoleszenten seltener ist. Attar-Schwartz et al. (2009) untersuchten 1515 britische Schüler: Wenn sich Großeltern für ihre Enkel rege interessieren, mit ihnen über Zukunftspläne diskutieren und ihnen gelegentlich einen Geldschein zuschieben, sind Jungen und Mädchen seltener hyperaktiv, weniger bekümmert, zeigen sie seltener Verhaltensauffälligkeiten und sind in ihrem Freundeskreis integrierter. Dieser Effekt ist in Einelter- und Stieffamilien noch stärker als in vollständigen Familien. In solchen Konstellationen werden Großeltern der Ersatz des fehlenden biologischen Elternteils, Großväter häufiger als Omas (Moore und Rosenthal 2017, S. 115). Das Engagement der mütterlichen Großeltern, speziell der Oma, trägt noch stärker dazu bei, dass sich Enkel wünschenswert verhalten (Tanskanen und Danielsbacka 2012).

Aber warum wirken Großeltern so oft in dieser wünschenswerten Weise? Weil sie vielfach als Vorbilder erlebt werden, so in dem eingangs erwähnten Song „Großvater" von STS: „Und durch dei Art, wie du dei Lebn glebt hast, hab i a Ahnung griagt, wie mas vielleicht schafft"". Vorbilder verfügen ein Voraus an Erfahrungen und Kompetenzen und können enorm motivieren: Auch so gut handwerkeln können wie der Opa, auch so vieles zu erzählen wissen wie die Oma. 630 österreichische Schülerinnen, zwischen zehn und 18 Jahre alt, wurden zu ihren Vorbildern befragt. 44 % würdigten ihre Großeltern als „sehr vorbildhaft", weitere 27 % als durchaus vorbildlich, 29 % als wenig. Eine 15-Jährige: „Vorbild ist meine Oma. Sie kam mit acht

Jahren als Dienstmagd zu ihrem Onkel, der sie nicht gut behandelte. Aber sie erbte den Hof. Ihr Mann starb, als das jüngste ihrer sieben Kinder erst sechs Jahre alt war. Allein hat sie alle Kinder durchgebracht und den Hof trotz Schicksalsschlägen (z. B. brannte es, weil der Blitz einschlug) bis vor wenigen Jahren bewirtschaftet" (Bucher 1996, S. 34). Das meiste, was wir Menschen lernen, eignen wir uns – so die Gehirnforschung – über Modelle an, auch soziomoralische Einstellungen.

Wünschenswerte soziale Verhaltensweisen werden durch religiös-spirituelle Überzeugungen begünstigt, etwa Empathie durch die Ernstnahme des biblischen „Liebe deinen Nächsten wie dich selbst" (Mk 12,31). Zum klassischen Bild der Großmutter zählt, fromm zu sein und Enkel diesbezüglich zu instruieren, so im Heidiroman die Großmutter Sesemann, die dem kraushaarigen Mädchen die Hände faltete. Zu den unvergesslichen Kindheitserinnerungen rechne ich, wie die väterlichen Großeltern, tief katholisch, jeweils hinknieten, die Hände gefaltet, das Haupt demütig gesenkt, wenn über den ersten Schwarz-Weiß-Fernseher der päpstliche Segen Urbi et Orbi ausgestrahlt wurde. Ihnen lag daran, dass auch wir oft beten und uns entsprechend verhalten: Friedlich und einander gern habend. Berührend schildert eine 69-jährige Oma, wie wichtig ihr die Spiritualität ihrer Enkel ist: „Ich glaube, ich bin mehr philosophisch geworden. Als vielbeschäftigte Mutter sorgte ich mich um die Sicherheit der Körper meiner Kinder: Sind sie warm genug gekleidet? Aber jetzt, als Großmutter, beschäftigen mich stärker ihre Seelen und dass sie glücklich werden" (Crosby 2012).

Prägen Großeltern die Spiritualität von Enkeln in der Tat? Dies untersuchte jüngst in den USA Deprez (2017) mit dem Ergebnis, der großelterliche Einfluss darauf, dass Enkel auch beten und in die Kirche gehen, sei nicht sonderlich stark. Aber weit ausgeprägter sei der Effekt auf spirituelle und soziale Haltungen, speziell mit den Mitmenschen wohlwollend und freundlich umzugehen. Eine stärkere Wirkung der Großeltern auf die Glaubenseinstellungen und die religiösen Praktiken der Enkel stellten in einer Dreigenerationenstudie Copen und Silverstein (2007) fest. Dies zumal dann, wenn auch den Eltern, speziell den Müttern Religiosität wichtig war, sodass die Großeltern diesbezüglich verstärkend wirkten.

Allerdings kann es bezüglich der religiösen Erziehung auch zu Konflikten zwischen Großeltern und Eltern kommen, zumal dann, wenn ersteren Religion sehr wichtig ist, den Müttern und Vätern weniger oder gar nicht. In ihrer Studie zur Glaubensweitergabe über drei amerikanische Generationen hinweg interviewten Bengtson et al. (2017) Großeltern, die sehr darunter litten: „Sie (Sohn und Schwiegertochter) haben ihre Kinder nicht getauft. Ich sagte ihnen, das ist nicht richtig, die armen Kinder" (ebd. 109). Auch in

Mitteleuropa, wo die Kirchenbindungen kontinuierlich schwächer werden, kommen entsprechende Kontroversen zusehends häufiger vor, wobei aber Großeltern hier kaum so weit gehen dürften wie eine sehr fromme Lutheranerin, die ihren Enkel kurzerhand selber taufte, was einen heftigen Konflikt mit dessen Eltern auslöste (Bengtson et al. 2017, S. 110).

Der Großelterneffekt kann auch kompensierend sein, zumal dann, wenn die Enkel in schwierigen Verhältnissen aufwachsen, beispielhaft bei Eltern mit Drogensucht, die die Wahrscheinlichkeit verdreifacht, dass Kinder Opfer von physischer, psychischer oder sexueller Gewalt werden. Wenn ja, werden die Heranwachsenden wahrscheinlicher auch zuschlagen und ihren Frust destruktiv nach außen entladen. Sheridan et al. (2011) untersuchten Kinder von Eltern, die der Methamphetaminsucht verfallen waren, und fanden: Wenn die Jungen und Mädchen eine warmherzige Beziehung zu mindestens einem Großelternteil hatten, waren sie weniger aggressiv und sozial kompetenter, zumal dann, wenn sie zu Großeltern eine sichere Bindung aufbauen konnten, wohingegen das Verhältnis zu den drogensüchtigen Eltern ambivalent und unsicher war. Eindrücklich ist der Erlebnisbericht eines Jungen: „Früher, als ich mit der Mama lebte, war ich ein schlechter Schüler, ein schlimmes Kind. Ich erinnere mich, wie Oma mit in die Schule kam, neben mir saß und bei den Hausaufgaben half. Seitdem habe ich wieder gute Noten, und alles geht besser“ (Sheridan et al. 2011, S. 1588).

5.2.3 Großeltern unterstützen den Erfolg von Enkeln

Wem konnte es der junge Johann Wolfgang Goethe verdanken, nicht von finanziellen Sorgen geplagt zu werden und reichlich Zeit für seine Studien, Liebschaften und Dichtungen zu haben? Gemäß dem gängigen Bild: Seinem Vater. Faktisch aber war es sein Großvater Friedrich Georg Göthe, aus Thüringen gebürtig, der sich als Seidenschneider ein Vermögen erarbeitete und als Modezar „Lagerfeld“ seiner Zeit gesehen werden kann. Er hinterließ viel Geld und tausende Flaschen kostbaren Wein, dem der Dichterfürst später nicht abgeneigt war (aufschlussreich: Monsieur Götheé. Goethes unbekannter Großvater: Boehnke et al. 2018).

Großelterliches Investment, finanzielles ebenso wie psychologisches, ist auch heute dem schulischen und beruflichen Weiterkommen vieler Enkel förderlich. Bis in die 1980er Jahre war es üblich, den Schulerfolg und späteren Status von Kindern damit zu erklären, dass sich die Eltern regelmäßig neben ihre Kinder setzten und ihnen bei den Hausaufgaben assistierten – oder auch nicht. Zwischenzeitlich liegen Dutzende Studien vor, die auch die vorausgegangene Großelterngeneration in den Blick nahmen (Überblick: Anderson et al. 2018). Diese Perspektivenerweiterung sei notwendig aufgrund der gestiegenen Lebenserwartung und der längeren gemeinsamen Lebenszeit von drei oder noch mehr Generationen. Ferguson und Ready (2011) erhoben bei 13.000 Kindergartenkindern mathematische und sprachliche Fähigkeiten: Zahlenwissen, einfache Additionen, Buchstabenkenntnisse, Wortschatz etc. Diese waren deutlich besser, wenn die Großeltern dieser Kinder ein Hochschulstudium absolviert hatten. Erklärt wird diese generationenübergreifende Kontinuität von kognitiver Leistung zum einen genetisch, weil die Erblichkeit von Intelligenz zwischen 30 und 50 % liege (Modin et al. 2012, S. 858).

Aber weit wirksamer als die Gene ist, dass höher Gebildete über mehr Humankapital verfügen, sich damit mehr Wohlstand erarbeiten und ein Setting schaffen können, in dem die nächste Generation mehr Anregungen erhält. Wenn diese selber ins gebärfähige Alter kommt, haben die Enkel bessere Chancen, sich eine höhere Bildung anzueignen. Der Effekt der Großeltern auf den späteren Bildungserfolg ihrer Enkel ist demnach indirekt, indem ihnen zu verdanken ist, dass die dazwischen liegende Elterngeneration über mehr Mittel verfügt, nicht nur finanzielle, sondern auch kulturelles Kapital: Differenzierterer Wortschatz, eine elaboriertere Sprache etc. Wenn Kinder sowohl gebildete und wohlhabende Eltern als auch solche Großeltern haben, profitieren sie zweifach und wird es wahrscheinlicher sein, dass auch ihr Nachwuchs große Vorteile hat (Hällsten und Pfeffer 2017).

Am stärksten ist der Einfluss der Großeltern auf die Bildungslaufbahnen von Enkeln dann, wenn sie sich häufig den Enkeln zuwenden, ihnen vorlesen, erzählen, die Welt erschließen (Anderson et al. 2018, S. 127). Modin et al. (2012) fanden an einer Stichprobe von 6110 Enkeln und 5658 Enkelinnen in Schweden bezeichnende Zusammenhänge: Großväter waren der Vermittlung mathematischer und technischer Fähigkeit besonders förderlich, bei den Großmüttern hingegen zeigte sich ein positiver Effekt auf das Sprachvermögen speziell der Töchter, möglicherweise weil im Gehirn von Frauen die Schaltkreise für zwischenmenschliche und verbale Kommunikationen fester verdrahtet sind als in dem von Männern (Brizendine 2007, S. 67 f.).

Insgesamt: Enkel können von ihren Großeltern enorm viel profitieren. Sie führen sie in die Familiengeschichte ein, hüten sie, unterstützen sie, lehren sie, haben Spaß mit ihnen, eröffnen ihnen die Welt, backen und basteln mit ihnen etc. etc. Wenig verwunderlich, dass Enkel ihren Großeltern mehrheitlich hoch anrechnen: „Sie haben mich geprägt, habe etwas von ihnen gelernt". Gemäß dem repräsentativen Generationen-Barometer (2009) tun dies 53 % der Bundesdeutschen ausdrücklich, jedoch mit erheblichen altersmäßigen Unterschieden. Die noch nicht Dreißigjährigen bejahten zu 65 %, Senioren hingegen mit 46 % seltener, dies zumal deswegen, weil mehr von ihnen ihre Großeltern nicht gekannt hatten. Aufgrund dieser vielfältigen Früchte gelebter Großelternschaft versteht sich, dass diese in der bisherigen Menschheitsgeschichte enorm segensreich wirkte.

5.3 Evolutionärer Nutzen von Großelternschaft

Welchem Umstand ist zu verdanken, dass der homo erectus, der aufrecht gehende Mensch, den gewaltigen Zeitraum des Pleistozäns (von 2.5 Mio. bis vor 100.000 Jahren) nicht nur überstanden, sondern sich in diesem auf nahezu der ganzen Welt ausgebreitet hat? Und dies in Jahrtausenden, in denen klimatische Veränderungen wie Erwärmung, Dürre und Versteppung vielenorts das Überleben erschwerten. Die gängige Erklärung: Weil mutige Männer auf Jagd gingen, Mammutfleisch zu ihren Frauen und Kindern brachten und sie so ernährten, dass sich ihre Körper, speziell die Gehirne optimal entwickeln konnten. Unbestreitbar haben Millionen unserer Vorfahren tapfer gegen wilde Tiere gekämpft, viele erlegt und fürsorglich ihre Beute geteilt. Aber in den letzten Jahren haben Anthropologen wie Kristen Hawkes und Nicholas Blurton Jones (2005) herausgearbeitet, auch eine andere Personengruppe habe entscheidend dazu beigetragen, dass unsere Vorfahren nicht nur überlebten, sondern sich im Pleistozän ihre Lebensdauer deutlich zu verlängern begann: Die Großmütter.

Die Hazda sind ein kleiner, um die 700 Eingeborene zählender Stamm, der sich in den Steppen im Norden Tansanias erfolgreich der Zivilisierung widersetzt hat und so lebt wie unzählige Generationen unserer Vorfahren: als Jäger und Sammler. Hawkes et al. (1997) führten dort mehrmonatige Feldforschungen durch und beobachteten, wie die Hazda die Zeit aufteilen, speziell dem Nachwuchs gegenüber, wie sie sich Nahrung besorgen und diese verteilen. Am meisten Zeit beansprucht, Essen zu sammeln, weniger Früchte, von denen es in ihrem Lebensraum kaum welche gibt, sondern Wurzelknollen, die aus dem trockenen Erdreich herausgerissen werden müssen. Dies tun schon die entwöhnten Kinder, aber mit Abstand am zeitintensivsten jene Frauen, die die Menopause hinter sich haben und Großmütter sind. Ihr zäher Einsatz ermöglicht es den Töchtern, sich mehr den eigenen Kleinkindern zu widmen, sie zu tragen und zu stillen, wodurch die Großmütter wesentlich zum Überleben des ganzen Stammes beitragen.

Hawkes et al. (1997) bezogen diese Beobachtungen auf eine Hypothese des Biologen George Williams (1957): die Großmutter-Hypothese. Obschon Menschen 99 % der Gene mit den Schimpansen gemeinsam haben, besteht zwischen ihnen ein tief greifender Unterschied. Schimpansinnen können bis ins Alter von 40 Jahren gebären, aber danach leben sie nur noch kurze Zeit (Hrdy 2002, S. 318 f.). Bloß drei Prozent werden älter als 45 Jahre (Hawkes und Blurton Jones 2005, S. 133). Dem gegenüber können sich viele Frauen noch zahlreicher rüstiger Jahrzehnte erfreuen, in denen sie keine Monatsblutung mehr haben. Eine Neunzigjährige war allenfalls ein Drittel ihrer Lebenszeit fortpflanzungsfähig. Der Alterungsprozess des weiblichen Reproduktionssystems verläuft viel rasanter als derjenige von Herz, Niere, Atmungsorganen – für Voland und Beise (2005, S. 206) „ein evolutionäres Paradox". Dass Frauen – etwas seltener auch Männer – ein sehr hohes Alter erreichen können, ist nicht erst seit den Fortschritten in Medizin und Hygiene möglich, sondern war es auch schon in der Jagd- und Sammelgesellschaft (Gurven und Kaplan 2009, S. 53).

Was könnte der evolutionäre Nutzen von älteren sterilen Frauen sein? Der Biologe Williams (1957) mutmaßte: Angesichts der langen Aufzucht von Kindern war es nicht sinnvoll, dass Frauen bis an ihr Lebensende gebärfähig blieben. Mit jeder Geburt steigt das Risiko, dabei zu sterben, wodurch die anderen Kinder Waisen würden. Und je älter die Mutter, desto wahrscheinlicher, dass Babys genetisch beeinträchtigt sind, davon ganz zu schweigen, dass sie selber anfälliger wird für Krankheiten. Anstatt bis zum Lebensende zu gebären, sei es nützlicher gewesen, die verbleibende Lebenskraft in die Pflege der eigenen Kinder sowie der Großkinder zu investieren. Besser weniger Kinder, die überleben, als viele, die sterben, bevor sie sich fortpflanzen können. Infolgedessen sei die Menopause zwischen dem vierzigsten und fünfzigsten Lebensjahr eine evolutionär sinnvolle Adaption (Peccei 2005), die vor gut 1.6 Mio. Jahren erfolgt sei, als der Homo erectus die Weltbühne betrat (Peccei 2001, S. 434).

Waren väterliche Großmütter der Evolution ebenso förderlich wie mütterliche? Gemäß originellen Studien eher nicht. Beise und Voland (2002) sichteten demografische Daten von 6206 Ostfriesen in Krummhörn, die zwischen 1720 und 1874 lebten: Geburt, Eheschließung, Anzahl Kinder, Kindersterblichkeit, ob die Großeltern im gleichen Ort lebten. War dies der Fall, wurden – unerwartet – nicht mehr Enkel geboren. Doch die Kindersterblichkeit, damals das Damoklesschwert über allen Familien, war im ersten Lebensjahr um 50 % niedriger, wenn die *mütterliche* Großmutter zugegen war. In der Nähe von *väterlichen* Großmüttern, die die Schwiegermütter der Frauen waren, starben mehr Babys. Und die Großväter? Ihre Präsenz hatte keine Auswirkungen, weder auf die Kinderzahl, noch auf die Kindersterblichkeit.

Zum gleichen Ergebnis gelangte Beise (2005). Er wertete Angaben von 49.206 Personen aus, die zwischen 1620 und 1750 in Québec geboren wurden, als die französischen Kolonien mächtig aufblühten. In den drei ersten Lebensjahren war die Kindersterblichkeit hoch, aber um ein Drittel geringer, wenn die Mütter der Wöchnerinnen zugegen waren. Besonders hilfreich waren sie, wenn ihre Töchter in mädchenhaftem Alter entbunden hatten, aber auch, wenn die Enkel abgestillt wurden. Sie brachten ihre Expertise ein, wie Kinder gesund zu ernähren und zu pflegen sind, etwa wenn an Durchfall erkrankt, was nach dem Abstillen häufiger ist. Diese Effekte ließen sich nicht nachweisen, wenn die Großväter vor Ort waren, und in einem weit geringeren Ausmaß, wenn die väterlichen Großmütter in der Nähe lebten.

Wie ist das zu erklären? Eine Großmutter, die eine Tochter geboren hat, kann zu hundert Prozent davon ausgehen, dass in ihrem Enkel 25 % *ihrer* Gene weiterleben. „Mater semper certa est" (Die Mutter ist immer gewiss), sagten schon die Römer. Diese Gewissheit ist für Großväter nicht gegeben. Ihre eigenen Kinder und Enkel könnten doch von einem anderen gezeugt worden sein. Auch väterliche Großmütter können sich nicht gänzlich sicher sein, dass die Kinder ihrer Schwiegertochter wirklich die des eigenen Sohnes sind. Allerdings sind Kuckuckskinder nicht so häufig, wie gelegentlich behauptet wird, mitunter Quoten von zehn Prozent. Gemäß der Metaanalyse von Voracek et al. (2008) stammen allenfalls zwischen 1,9 und 3,0 % der Kinder von einem anderen Vater. In den letzten Jahrzehnten senkte sich die Quote aufgrund verbesserter Verhütungsmöglichkeiten deutlich.

Trotz dieser geringen Wahrscheinlichkeit spielt die Vaterschaftsungewissheit im wissenschaftlichen Diskurs über Großeltern eine prominente Rolle. Beise und Voland (2002) behaupten, mütterliche Omas hätten sich aufgrund der Gewissheit der genetischen Verwandtschaft effizienter um ihre Enkel gekümmert. Schwiegermütter hingegen hätten wahrscheinlicher Konflikte ausgelöst, ganz im Sinne der Sprichwörter: „Zwei Frauen unter einem Dach ist eine zu viel" und: „Die Mutter des Ehegatten ist der Teufel im Haus" (Voland und Beise 2005b). Sie hätten bei den Frauen ihrer Söhne „eheliche Treue und Tugendhaftigkeit erzwingen" wollen, um sicher zu stellen, dass sie die Gene ihrer Söhne – und damit auch ihre eigenen – weitergeben, in einem dermaßen calvinistisch geprägten Umfeld wie dem damaligen Ostfriesland, wo es keine außerehelichen Affären und Scheidungen geben durfte, erst recht (Voland und Beise 2005a, S. 214). Auch sei nicht auszuschließen, dass sie ihren Schwiegertöchtern härtere körperliche Arbeit auferlegten als ihren leiblichen Töchtern, um diese für eigenen Nachwuchs zu schonen. Auch eine große Studie mit 57.661 Japanern, die zwischen 1671 und 1871 in Tokuwaga gelebt hatten, belegte, dass die Kindersterblichkeit um ein Drittel niedriger war, wenn die mütterliche Oma im Hause lebte (Jamison et al. 2002). Großmutterschaft, zumal mütterliche, sei in der Evolution unserer Vorfahren enorm „adaptiv" gewesen.

Dem gegenüber scheint Großvaterschaft der inklusiven Fitness weniger förderlich gewesen zu sein. Lahdenperä et al. (2007) analysierten in Registern der Lutherischen Kirche in Finnland biografische Daten von mehr als 5000 Gläubigen. Wenn Großväter anwesend waren, hatten ihre Kinder nicht mehr Nachwuchs und war die Kindersterblichkeit gleich hoch wie im Falle ihrer Abwesenheit. Ein wenig schmeichelhaftes Zeugnis für die Großväter stellte auch Kemkes-Grothenthaler (2005) aus, die Daten aus 5513 Familien auswertete, die zwischen 1704 und 1899 im Vorderpfälzer Tiefland lebten. Wohnten Großväter im gleichen Haushalt, war die Kindersterblichkeit höher. Vermutlich aufgrund von Konflikten, weil alte knauserige Männer wenig gewillt gewesen seien, ihr Hab und Gut an die Kinder abzutreten.

Jüngere Feldforschungen zogen die Hypothese der aufopferungswilligen Großmütter mütterlicherseits in Zweifel. Ein schwerwiegender Einwand besagt, dass die meisten Stämme patrilinear waren, d. h. junge Frauen zogen zu einem Mann einer anderen Gruppe, sodass ihre Mütter kaum zu den Enkeln schauen konnten (Peccei 2001, S. 438). Gurven und Kaplan (2009) beobachteten jahrelang die Tsimane, die in den bolivianischen Regenwäldern von Jagd und Sammeln leben. Großeltern, die aufgrund ihres vielfältigen Wissens – etwa über Heilpflanzen – in hohen Ehren standen, trugen, anders als bei den Hazda in Tansania, weniger zur Nahrungsbeschaffung bei als sie selber brauchten. Die vielen Lebensjahre, in denen Frauen nicht mehr gebären können, seien mit dem „Modell des verkörperten Kapitals" zu erklären. Dieses besagt, in der Evolution des Menschen habe es zusehends länger gedauert, bis die neuronalen Reifungsprozesse abgeschlossen und die für das Überleben notwendigen Fähigkeiten erlernt waren, sodass die Lebensdauer nach oben hin habe ausgedehnt werden müssen. „Die Verlängerung der menschlichen Lebensspanne ergab sich gleichzeitig mit der Verlängerung der jugendlichen Periode, mit gesteigerten Gehirnkapazitäten für die Informationsverarbeitung und Speicherung" (Gurven und Kaplan 2009, S. 57). Doch diese Theorie erklärt nicht, warum Männer, im Unterschied zu den Frauen, bis ins höchste Alter fortpflanzungsfähig bleiben können. Jean Pütz, Moderator von Hobbythek, wurde mit 74 Jahren noch einmal Vater, und der Inder Ramjeet Raghav im Jahre 2012 als 96-Jähriger (Welt 16.10.2012).

So oder so: Großeltern erwiesen sich in der Evolution unserer Vorfahren als enorm nützlich, sofern sie ein entsprechendes Alter erreichten. Und sie haben, wie im Folgenden auszubreiten ist, bei den Enkelkindern in aller Regel ein vorzügliches Image.

6

Großeltern in der Sicht der Enkel

Inhaltsverzeichnis

Zusammenfassung

Dieses Kapitel nimmt die Perspektive der Enkel ein. Wer ist für sie der beliebteste Großelternteil? Gemäß zahlreichen Studien die Mutter der Mutter. Großkinder sehen ihre Großeltern zumeist sehr positiv, als liebenswürdig, großzügig, weise, bescheiden, locker, und überraschend oft als modern. Sie schildern ein ähnlich vielfältiges Spektrum an gemeinsamen Unternehmungen wie die Großeltern auch und attestieren diesen, von ihnen vieles gelernt zu haben, was im Leben nützlich sei, speziell Charakterstärken, Zuversicht, Gelassenheit. Verständlich, dass viele Enkel tief trauern, wenn sie am Sarg von Großeltern stehen müssen.

A. A. Bucher, *Lebensernte*, https://doi.org/10.1007/978-3-662-57988-6_6

Kinder und Jugendliche tun sich leicht, von ihren Großeltern zu erzählen, Erwachsene nicht minder. Die Geschichten sind vielfältig, jede ist einzigartig. Eine zehnjährige Schülerin: „Letzte Woche waren wir bei der Oma auf Besuch, und da hat sie uns erzählt, dass ihr Arzt gesagt hat, dass sie ein kleines Loch im Herzen hat. Ich war geschockt. Aber ich weiß, dass sie das überstehen wird, weil ich sie so lieb habe. Meine Oma ist eine starke Frau". Ein Gleichaltriger: „Mein Opa ist sehr nett und macht viele Ausflüge mit mir und meinen Geschwistern. Er ist ganz nett und lässt mich Sachen machen, die ich zuhause nicht darf."

Wie Großeltern von Heranwachsenden wahrgenommen werden, unterliegt einer Entwicklung. Eindrücklich zeigt dies eine der ersten entsprechenden Studien. Kahana und Kahana (1970) befragten drei unterschiedlich alte Kindergruppen (4, 8 und 12 Jahre) und fanden: Die Jüngsten konnten aufgrund des noch weniger differenzierten Zeitbegriffs das Alter ihrer Großeltern nicht richtig angeben und waren mehrheitlich auch der Meinung, ihre Großeltern seien die ältesten Menschen, die sie kennen (Newman et al. 1997). Gleichwohl verfügen auch sie über ein Konzept von Großeltern: Alte Männer und Frauen, die nachsichtig sind, Geschenke vorbeibringen, gelegentlich auf sie aufpassen – formelle Großeltern nach Neugarten und Weinstein (1964; Abschn. 4.2). Achtjährige hingegen akzentuierten Aktivitäten, die gemeinsam ausgeübt werden und Vergnügen bereiten: „Spaßsuchende Großeltern", mit denen man spielt oder Events besucht. Zwölfjährige schließlich konzeptualisierten „Großeltern" abstrakter, aber auch distanzierter. Diese Veränderungen der Großelternkonzepte seien mit der kognitiven Entwicklung nach Piaget (2016) zu erklären, die vom Sinnenfälligen und Konkreten hin zu abstraktem Reflexionsvermögen führt.

Abschn. 6.1 erörtert, welche Großeltern in der Sicht von Enkeln die beliebtesten sind: Am häufigsten mütterliche Omas, am seltensten väterliche Opas. Sodann (Abschn. 5.2) wird ausgebreitet, wie Enkel ihre Großeltern einschätzen, häufiger als „modern" denn als „altmodisch", wahrscheinlicher als „munter" denn als „müde", und insbesondere als „großzügig" und „locker". Abschn. 6.3 schildert, was Großeltern aus der Sicht der Enkel mit diesen typischerweise unternehmen, eine enorme Bandbreite, nicht nur Geschichten erzählen, sondern auch: „Meine Großmutter ist mit mir alleine nach Berlin gefahren und hat dort als relativ alte Frau eine Woche mit mir als pubertäre Frau Urlaub gemacht und hat alles mit mir angeschaut. Sie ist einfach extrem wissbegierig und fit, und das ist für mich unvergesslich."

Weitergeführt wird das Kapitel damit, wodurch Enkel ihrer Meinung nach von den Großeltern profitieren. Die Antworten sind mannigfaltig. Nicht nur Würmer auf den Angelhacken stecken oder Muffins backen, sondern auch Krisen bewältigen, sich in die längere Familiengeschichte einfügen, Identität finden und vieles, vieles mehr (Abschn. 6.4). Abgeschlossen wird das Kapitel damit, was vielen Enkeln Tränen in die Augen treibt: Wenn Großeltern schwer erkranken und sterben (Abschn. 6.5).

6.1 Die Lieblingsgroßeltern

Bestenfalls lernen Kinder vier (leibliche) Großeltern kennen. Doch diesen fühlen sie sich in aller Regel nicht gleich nahe. Welchen am meisten? Attar-Schwartz et al. (2009a) fragten 1478 britische Jugendliche und fanden unten stehendes Ergebnis. Ebenso in einer Studie mit 1857 Bürgern der Bundesrepublik: Die mütterliche Oma ist der Spitzenreiter, der väterliche Opa das Schlusslicht (Euler und Weitzel 1995), eines der am besten gesicherten Ergebnisse der Großelternforschung. Die Reihenfolge scheint universal, wurde sie doch von den Ethnologen Daly und Wilson (1980) auch für Eskimos und Eingeborene in Ozeanien bestätigt.

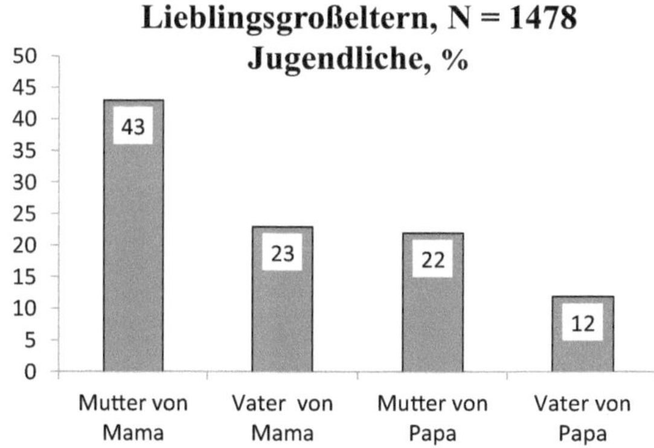

Allerdings: Mit steigendem Alter geht die Favorisierung der mütterlichen Oma zurück bzw. steigt die des väterlichen Opas an (Battistelli und Farneti 1991). In der schon erwähnten Studie von Kahana und Kahana (1970, S. 102) antworteten etliche Zwölfjährige auf die Frage, wer von den Großeltern der/die liebste sei: „Man sollte alle Großeltern gleich lieb haben" Aber warum sind Großmütter beliebter, speziell die mütterlichen? Könnte es sein, dass sie häufiger in der Nähe ihrer Enkel leben und mehr Zeit mit ihnen verbringen können? Euler und Weitzel (1995) überprüften den Effekt der geografischen Distanz und fanden: Mütterliche Omas waren beliebter, unabhängig davon ob sie ums Eck oder dreihundert Kilometer entfernt wohnten. Oder könnte es sein, weil sie zumeist jünger sind als die Großväter, in der Studie von Euler und Weitzel (1995) durchschnittlich 59,3 Jahre, die väterlichen Opas hingegen 63 Jahre? Nein, das Alter zeitigt keinen Effekt auf großelterliche Beliebtheit. Jedoch trifft zu, dass sich mütterliche Omas am intensivsten in der Pflege von Enkeln engagieren, das „robusteste" Phänomen in der Großelternforschung (Coall et al. 2018b, S. 163; Michalski und Shackelford 2004; Wheelock und Jones 2002; Chan und Elder 2000).

Ein Ergebnis der großen Studie von Euler und Weitzel (1995, S. 51) ist besonders interessant, weil es unerwartet ist: Väterliche Großmütter wurden als geringfügig weniger fürsorglich erinnert als die mütterlichen Großväter. Dies widerspricht dem Stereotyp der hingebungsvollen Mütter bzw. demjenigen der emotional kühleren Väter. Wie ist dies zu erklären? Argumentieren lässt sich, wie in Abschn. 5.3 dargelegt, evolutionspsychologisch. Mütterliche Omas können sich absolut sicher sein, dass die Kinder ihrer Töchter 25 % ihrer eigenen Gene in sich tragen. Am geringsten sei die Vaterschaftsgewissheit bei den Vätern der Söhne, weil nicht nur letztere einen anderen Erzeuger haben könnten, sondern auch deren Kinder. Diese Ungewissheit erkläre – so die Soziobiologie (Buss 2004, S. 235–242) – das geringere Investment von Vätern gegenüber ihren eigenen Kindern, aber auch gegenüber deren Söhnen und Töchtern. Umgekehrt: Genetische Gewissheit erhöhe großelterliches Engagement. Eine Studie mit 831 amerikanischen Großeltern zeigte, dass die mütterlichen Omas am häufigsten längere Reisen auf sich nahmen, um ihre Enkel zu sehen. „Sie gehen die Extrameile" (Pollet 2007). In der Reisefreudigkeit folgt der mütterliche Großvater, der sich zumindest sicher sein könne, dass seine Enkel von der Tochter stammen. Aber ist es nicht wahrscheinlicher, dass er reist, um seine Frau zu begleiten? Signifikant seltener fahren väterliche Großeltern zu weit entfernt wohnenden Enkeln. „Darwinistische Großelternschaft", behaupten Laham et al. (2005), die 787 Psychologiestudierende die subjektiv empfundene Nähe zu ihren Großeltern auf einer Temperaturskala von 0 bis 100 °C einschätzen ließen. Am wärmsten ist die mütterliche Oma (84°), sodann der mütterliche Opa (76), gefolgt vom Vater der Mutter (74), wohingegen der väterliche Opa mit 70° der kühlste ist, aber gleichwohl wärmer als die theoretische Mitte. Die mütterlichen Omas pflegten auch die häufigsten und warmherzigsten Kontakte, was für ihren hohen Beliebtheitswert wohl ausschlaggebender ist als die Genetik. Am bescheidensten engagierten sich die väterlichen Opas, den Evolutionspsychologen zufolge aufgrund der geringsten genetischen Gewissheit, aber gewiss auch deswegen, weil sie weniger in die Fürsorger-Rolle sozialisiert wurden.

Es stellt sich die grundsätzliche Frage: Sind wir in unserem Verhalten, auch als Großeltern, abhängigere Marionetten der Evolution als den Verfechtern von Willensfreiheit recht ist? Können soziokulturelle Errungenschaften – so die, jedem Kind die gleiche Zuwendung zu schenken, auch wenn es aus dem Samen eines anderen Mannes stammen könnte – evolutionär gewordene, unbewusste Verhaltensmuster nicht aufweichen? Durchaus! Pashos (2000) befragte Deutsche und Griechen, wie sehr sich ihre Großeltern um sie gekümmert hatten. In der Bundesrepublik kamen die Großmütter besser weg, speziell die mütterlichen, nicht jedoch im ländlichen Griechenland. Dort besteht eine stark patrilineare Tradition und es wird von den Großvätern, die oft im gleichen Haus wohnen, erwartet, sich den Enkeln intensiv zuzuwenden. Auch in Italien gaben sich Eltern des Vaters mehr mit ihren Enkeln ab, die Großväter zumal körperlich (Sport, Handwerk), die Großmütter hingegen linguistisch (Erzählen) (Smorti et al. 2012). Auch in China tendieren Großeltern dazu, die Kinder ihrer Söhne (noch) stärker zu unterstützen als die ihrer Tochter, weil auch hier die patrilineare Tradition vorherrscht (Kaptijn et al. 2013). Großeltern sind nicht nur aus genetischen Gründen sehr oder weniger beliebt, sondern zumal aufgrund ihres Engagements mit den Enkeln.

6.2 Locker und nicht streng: Wie Großeltern wahrgenommen werden

Großeltern werden von Großkindern mehrheitlich als sehr liebenswürdig eingeschätzt, speziell die Omas. Nebenstehendes Ergebnis stammt aus unserer Befragung von 226 Österreicherinnen und Österreichern, zwischen 19 und 77, durchschnittlich 40 Jahre alt. Sie beantworteten 45 Fragen zu ihrer Lieblingsoma und ebenso viele zum favorisierten Opa. Wenig überraschend: Die bevorzugte Oma liegt zu zwei Dritteln in der mütterlichen Linie, ebenfalls der Lieblingsopa (64 %). Ein Drittel der beurteilten Großmütter ist noch am Leben, bei den Großvätern sind es – wie gemäß anderen Studien auch (Michels et al. 2011, S. 270) – deutlich weniger (28 %), bedingt durch die in der Regel spätere Vaterschaft und kürzere Lebenserwartung. Mit ihrer Oma teilten sich die Befragten fast ein Vierteljahrhundert (24 Jahre), mit dem Opa 19 Jahre, und dies insofern intensiv, als 65 % angaben, der Großmutter mindestens einmal die Woche begegnet zu sein, dem Opa mit 48 % seltener. Bestätigt hat sich auch in unserer Studie, dass viele Großeltern in guter Erreichbarkeit leben, wohnten doch 56 % der Großmütter im gleichen Dorf, die Großväter zu 49 %. Je kürzer die räumliche Distanz, desto mehr Begegnungen mit den Enkeln.

Liebenswürdigkeit von Großeltern,
N = 226, %

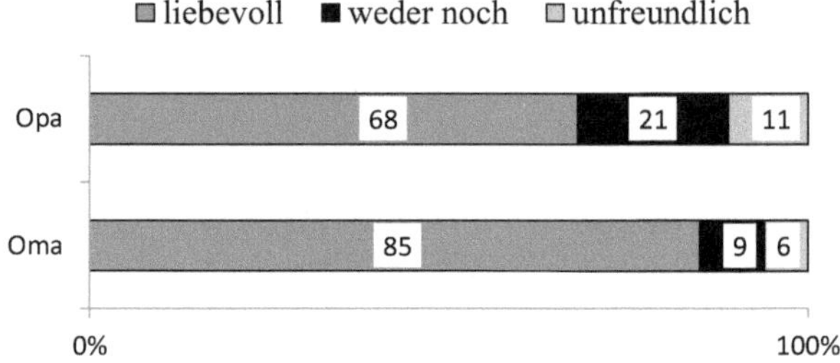

Die Befragten bearbeiteten ein sogenanntes Semantisches Differenzial:
„Meine Oma/meinen Opa erlebte ich zumeist als“

streng	❑	❑	❑	❑	❑	❑	❑	locker
verwöhnend	❑	❑	❑	❑	❑	❑	❑	fordernd

Folgendes Balkendiagramm präsentiert die Prozentwerte für die ausdrückliche Zustimmung zu den Persönlichkeitseigenschaften, ohne die neutrale Mitte

Einschätzungen der Großeltern, Prozente, N = 226

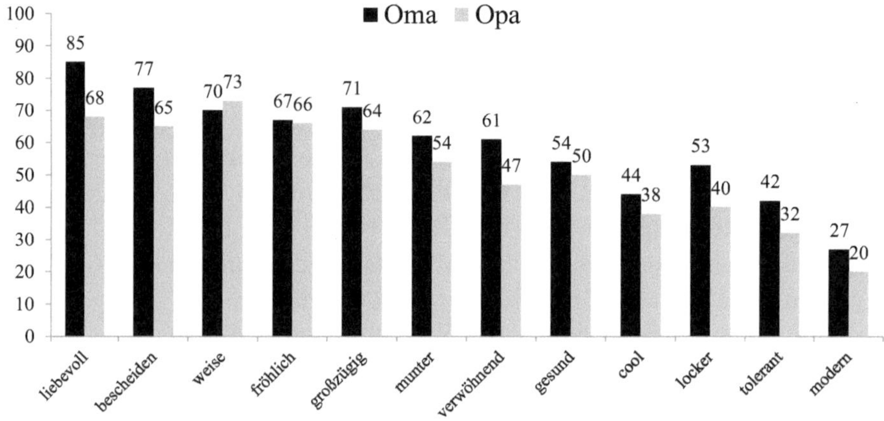

Das Bild der Großeltern ist ausgesprochen positiv, dasjenige von der Oma noch besser als vom Opa. Sie ist noch liebevoller, bescheidener, lockerer und verwöhnt noch häufiger. Einzig bei „weise“ liegt sie geringfügigst hinter den Großvätern zurück.

Wovon hängen die positiven Beurteilungen ab? Primär davon, wie viel die Großeltern mit den Enkeln unternommen haben. Die stärksten Zusammenhänge bestehen, bei Oma und Opa, wenn viel Spaß erlebt wurde, sie weniger streng waren als die Eltern, gemeinsam spielten und spazierten, aus ihrem Leben und die alten Familiengeschichten erzählten. Am geringsten sind die Zusammenhänge bei gemeinsamem Fernsehen – TV-Konsum ist ohnehin nur wenig beglückend (Bucher 2018, S. 123 f.) – und bei Religiösem, etwa Lernen von Gebeten.

Die geschilderte Einschätzung der Großeltern entspricht frappant den Ergebnissen, die Höpflinger et al. (2006, S. 56) bei 685 Schweizer Jugendlichen fanden. Diese hielten ihre Großeltern mehrheitlich für großzügig (88 %), liebevoll (83 %) und tolerant (69 %), deutlich seltener für streng (34 %), und kaum für altmodisch (20 %) und geizig (9 %). Patriarchal strenge Großeltern, und knauserig noch dazu, wie von Literaten in früheren Jahrhunderten beschrieben, sind mittlerweile die absolute Ausnahme.

Auch Mansson (2013) untersuchte, wovon es abhängt, dass Enkel ihre Großeltern mögen. Er entwickelte eine Skala zu großelterlichem Verhalten, das in vier Kategorien unterteilt wurde:

Kategorien der Zuneigung	Items: Großmutter/Großvater:
1. Liebe und Wertschätzung	Sagt mir, dass er/sie mich gern hat, Sagt mir, auf mich stolz zu sein,
2. Interesse	Fragt, wie es mir geht, Hört mir zu, wenn ich etwas berichte,
3. Familienerinnerungen und Humor	Erzählt mir Geschichten aus seinem/ihrem Leben, Erzählt mir Witze,
4. Materielle Zuneigung	Gibt mir Geld, Schenkt mir Dinge zu speziellen Anlässen.

Großeltern werden umso mehr gemocht, je intensiver die Enkel registrieren, dass diese sich für sie interessieren und ihnen zuhören ($r = 0{,}71$), sie lieben und wertschätzen ($r = 0{,}60$) und sie in die alten Familiengeschichten einführen ($r = 0{,}51$). Dem gegenüber ist der Effekt von einem gelegentlichen Euroschein geringer ($r = 0{,}40$), auch im Hinblick darauf, wie die Enkel die Qualität der Kommunikation mit den Großeltern einschätzen. Am höchsten ist diese dann, wenn sie sich für die Enkel interessierten und sie wertschätzen, wodurch Selbstwertgefühl beglückend ihre Brust dehnen kann.

Geld macht weniger glücklich als wertschätzendes Interesse. Mansson (2014) stellte zusätzlich fest: Wenn Großeltern ihren Enkeln oft warmherzig und wertschätzend begegnen, reduziert dies bei ihnen Gefühle von Stress und Einsamkeit und stärkt die Gesundheit, speziell die psychische – für den Autor ein Beleg für die Theorie des Zuneigungsaustausches.

Das Image von Großeltern hängt auch davon ab, wie Enkel deren Umgangsformen mit ihnen wahrnehmen, oft im Vergleich zu den Eltern. Sind letztere sehr mit Eigenem beschäftigt, gestresst und abgekämpft, erscheinen Großeltern, wenn sie viel Zeit haben, ruhig zuhören, gelassen erzählen oder gemächlich „Mensch ärgere dich nicht" oder anderes spielen, als umso sympathischerer und beruhigenderer Kontrast (Allen 2008). Hinzu kommt der Faktor Alter der Enkelkinder. Creasey und Kaliher (1994) befragten Schülerinnen und Schüler der dritten, sechsten und neunten Klasse, wie oft sie mit ihren Großeltern zusammen sind (mit den mütterlichen deutlich häufiger als den väterlichen), aber auch, wie zufrieden sie mit den Großeltern sind. Die jüngeren Kinder äußerten sich noch positiver über ihre Großeltern, am meisten lobend wiederum zur mütterlichen Oma. Die geringfügige Abnahme der Zufriedenheit bei den Jugendlichen wird mit Emanzipationsbestrebungen in der Adoleszenz erklärt, aber auch damit, dass ihre Großeltern älter und häufiger gesundheitlich angeschlagen sind.

Fühlen sich Enkelkinder mit ihren Großeltern in gleicher Intensität verbunden wie letztere sich mit ihnen? Gemäß der Hypothese des generationenübergreifenden Einsatzes ist der jeweils älteren Generation mehr an der jüngeren gelegen, wohingegen diese sich irgendwann auch emanzipieren und selbstständig werden will. In der Tat fand Harwood (2001), der 135 Großeltern-Enkel Paare befragte, dass erstere die emotionale Nähe zu den Großkindern noch enger einschätzten als umgekehrt, möglicherweise weil sie sich auch um ihre Enkel – in denen sie ‚weiterleben' – mehr sorgten.

Die meisten Enkel sehen ihre Großeltern episodisch, typischerweise am 25. Dezember, wenn sie auf Besuch kommen und die Christbaumkerzen noch einmal angezündet werden. Aber mehr und mehr Kinder erleben, zumal in den USA, ihre Großeltern als Eltern (Abschn. 4.5), die sich nicht einfach verabschieden können, wenn die Jungen und Mädchen in mieser Laune sind, sondern sie auch rechtzeitig ins Bett schicken müssen, wenn am nächsten Vormittag eine Schularbeit ist. Sehen solche Enkel ihre Großeltern ebenso positiv? Um ihnen eine Stimme zu geben, haben Sands et al. (2009) einfühlsam 20 Jungen und Mädchen befragt, die bei ihren Großeltern aufwuchsen. Mehrheitlich wurden letztere sehr positiv gesehen, zumal im Kontrast zu ihren Eltern, die die Erziehung nicht leisten konnten oder wollten. Vor allem der Mutter wurde teils bitter enttäuscht vorgeworfen: „Sie war nie für mich da!“ (34). Dem gegenüber fanden die meisten Enkel zu ihren Großeltern, die sie oft als „Mutter“ oder „Vater“ anreden, lobende Worte. Die 10-jährige Pete: „Sie ist die beste Oma auf der ganzen weiten Welt.“ (35). Auch wenn diese Kinder teils existenziell erschütternde Schicksalsschläge hinter sich hatten – Gewalt, Drogensucht der Eltern, ihre Inhaftierung –, gelang es den meisten, zu den Großeltern eine sichere Bindung aufzubauen, wodurch sie sich in Schule und Freundeskreis wünschenswert entwickeln konnten.

Redlicherweise ist anzumerken, dass empirische Studien vereinzelt nachwiesen, dass Großeltern auch als wenig sympathisch eingeschätzt wurden. Folwell und Grant (2006) fragten 180 Jugendliche, ob ihr Verhältnis zu den Großeltern gleich geblieben oder enger bzw. distanzierter geworden sei. Am häufigsten war letzteres der Fall, zumal wegen längerer räumlicher Entfernung und weniger Kontaktmöglichkeiten (70 %), aber zu 20 % aufgrund von Verhaltensweisen, die die Jugendlichen nicht mochten. Abgelehnt wurde ein zu elterliches Verhalten: „Sie versucht mich zu bemuttern, und das ist unerträglich, wenn ich älter werde.“ Aber auch ein emotional zu zurückhaltendes Verhalten: „Der Opa ist sehr still und hat wenig Gefühle, er kann sie nicht zeigen.“ Aber solche Großeltern scheinen die Ausnahme zu sein; weit häufiger erleben Enkelkinder solche, die ihnen Liebe entgegenbringen, die nicht an Bedingungen geknüpft ist, etwa brav und in der Schule erfolgreich zu sein.

Insgesamt: Großeltern haben bei den meisten Enkeln ein vorzügliches Image. Dies zumal deswegen, weil – wie gleich zu konkretisieren ist – so viele von ihnen mit Enkelkindern so vieles unternehmen.

6.3 So vieles: Was Großeltern mit Enkeln alles tun

Viele Großeltern bestimmen das Zentrale ihrer Rolle darin, für die Enkel einfach nur da zu sein (Abschn. 4.4). Enkel wissen das zumeist sehr zu schätzen. Eine unserer Gesprächspartnerinnen: „Sie hat mich bedingungslos geliebt und ernst genommen. Sie war immer für mich da, wenn ich sie brauchte.“ Aber Großeltern sind für ihre Enkel in der Regel nicht einfach nur da, sondern mit ihnen vielfältig aktiv und wirken manchmal als Helfer und Beschützer. Eine 65-jährige Erzieherin erinnert sich an ihren Großvater: „Er hat mich einmal befreit, als ich versehentlich in die Toilette eingesperrt worden war“. Und eine 36-jährige Lehrerin zu ihrer Oma: „Das gemeinsame

Backen mit Singen aller Lieder ist mir sehr prägend in Erinnerung geblieben.“ Und ein knapp 60-jähriger Lehrer: „Zur Nikolauszeit sind die Krampusse (Knecht Ruprecht) von Haus zu Haus gezogen, aber meine Oma hat uns immer beschützt. Wir haben uns hinter unserer Oma versteckt. Da waren wir sicher.“ Eine Erzieherin erinnert sich, wie ihr die Oma für den ersten leichten Schwips mit ihrer Freundin den Wein besorgt und dabei auch lustig mitgetrunken hat. Auch aus der Sicht von Enkeln unternehmen Großeltern mit ihnen weit mehr als gemäß den gängigen Stereotypen, keineswegs nur Geschichten erzählen oder Kuchen backen.

Kennedy (1992) bat 237 Studierende, fünf Aktivitäten zu beschreiben, die sie typischerweise mit ihren Großeltern unternommen hatten. Auch erfragte er, welchem Großelternteil sie sich am nächsten fühlen. Wenig überraschend: Am häufigsten einer Großmutter (66 %), davon mehrheitlich der mütterlichen (69 %), am seltensten dem Vater des Vaters. Die vielfältigen Angaben stellte der Psychologe zu einer Liste mit 29 Tätigkeiten zusammen, die unterschiedlich oft vollzogen werden, aber das mögliche Spektrum der Großeltern-Enkel-Interaktionen breit abdecken. Am typischsten sei das Zusammensein bei familiären Anlässen, bei Oma oder Opa nächtigen, gemeinsam fernsehen, herumalbern, aktuelle Vorkommnisse und Erlebnisse bereden. Als weniger charakteristisch eingeschätzt wurde, sich Briefe zu schreiben, den Großeltern auf der Farm, im Haushalt oder im Garten zu helfen, gemeinsam in den Urlaub zu fahren. Erheblich sind gendermäßige Differenzen. Enkel erlebten es als besonders typisch, dass Großmütter mit ihnen kochten, einkauften, redeten. Die Großväter hingegen gingen häufiger hinaus, etwa zum Fischen, und brachten handwerkliche Kniffe bei. Diese Differenzen mögen stereotyp erscheinen, dürften aber erlebte Wirklichkeit widerspiegeln.

Welche Aktivitäten führten die von uns Befragten mit ihrer Lieblingsgroßmutter wie oft aus? Zu beurteilen waren, zwischen „sehr oft“ und „nie“, 19 Tätigkeiten. Am häufigsten waren Familienfeste („sehr oft / oft“: 80 %) sowie „hat mit mir / uns gegessen“ (70 %). Zwei Drittel erinnern sich daran, dass sie oft aus ihrem Leben erzählte, und knapp gleich viele haben mit ihr oft „viel Spaß und Freude erlebt“. Welche Aktivitäten wurden am seltensten erinnert? Sport (5 %), shoppen (13 %), Anrufe und sich schreiben (25 %), Mithilfe bei den Hausaufgaben (28 %) und gemeinsames Fernsehen (30 %). 50 % attestieren ihr, sie sei oft weniger streng gewesen als die Eltern. Eine oft märchenerzählende oder im Bilderbuch blätternde Oma – das Stereotyp schlechthin – behielten 42 % in Erinnerung.

Und was unternahm der Lieblingsgroßvater vor allem? Am häufigsten erinnert wurde seine Anwesenheit an Familienfesten („sehr oft / oft“ 65 %), deutlich seltener als die der Oma, eine Differenz, die auch dadurch bedingt sein könnte, dass in unserer Stichprobe das durchschnittliche Alter der Opas mit 77 Jahren drei Jahre unter dem der Omas lag. Häufig sind auch gemeinsame Mahlzeiten (56 %), „viel Spaß und Freude" (46 %) sowie, dass er weniger streng war als Mutter und Vater (42 %) und öfters Geschenke vorbeibrachte (36 %). Welche gemeinsamen Aktivitäten waren am seltensten? Wenig überraschend das Einkaufen (5 %), sodann Sport (9 %), Anrufe oder Briefe (12 %) und dass er Religiöses näherbrachte, beispielsweise Gebete lehrte (13 %), deutlich seltener als die Großmütter, die das zu immerhin 35 % „sehr oft / oft" taten. Die typische Großvatertätigkeit, das Basteln und Beibringen handwerklicher Fertigkeiten, wurde von 29 % oft erinnert.

Bei 18 der 19 zur Beurteilung vorgelegten Tätigkeiten erhielten die Großmütter höhere Häufigkeiten, ausgenommen bei Sport. Erwartungsgemäß am stärksten war die Differenz beim Babysitten, was die Omas zu 55 % „sehr oft / oft" leisteten, die Großväter mit 23 % deutlich seltener. Großmütter halfen auch häufiger bei den Hausaufgaben, erzählten häufiger, nicht nur aus ihrem Leben, sondern auch Familiengeschichten, sie riefen ihre Enkel regelmäßiger an und erlebten mit ihnen (noch) häufiger viel Spaß und Freude. Diese gendertypischen Differenzen in der Großelternschaft wurden in zahlreichen Studien bestätigt (Kennedy 1992; Chan und Elder 2000; Höpflinger et al. 2006, S. 63).

Ein vergleichbares gemeinsames Aktivitätsspektrum fanden auch Viguer et al. (2010), die 360 spanische Kinder, zwischen zehn und zwölf Jahre alt, befragten. Die gemeinsamen Tätigkeiten wurden danach unterschieden, ob sie primär betreuend sind (Enkel von der Schule holen, mit ihnen essen), oder ob erholungsmäßig, etwa Fernsehen. Am häufigsten war das regelmäßige Hüten. Aber was immer Großeltern mit Enkeln unternehmen, vollzieht sich in einem partnerschaftlichen Stil, ohne dass mit Sanktionen gedroht wird, auf einen Konsens abzielend, in einfühlsamer Zuwendung und voller Wertschätzung.

Stufen Enkel die Häufigkeit gemeinsamer Unternehmungen gleich ein wie die Großeltern? Dies erfragten Triadó et al. (2005) bei 154 Großeltern-Enkel-Paaren, wobei letztere zwischen 12 und 20 Jahre zählten. Zu beurteilen waren Formulierungen wie: „Ich erzähle meinem Enkel unsere Familiengeschichten" bzw. „Meine Großeltern erzählen unsere Familiengeschichten", dies von „nie" bis „immer". Eine Faktorenanalyse brachte zentrale Komponenten von Großelternschaft zutage, die den gängigen Typen dieser Rolle entsprechen (Abschn. 4.2): Spaßsuche am häufigsten, sodann Verbindung zur Vergangenheit, Betreuung, Distanz, Verwöhnen, Ratgeber. Am seltensten war „gegenseitiges Vertrauen", konkretisiert als Reden über intime Dinge, möglicherweise weil die Enkel in der Adoleszenz waren, auf der Suche nach eigener Identität. Dennoch: Großeltern und Enkel nehmen ihre Beziehung verblüffend ähnlich wahr und schöpfen daraus viel Freude. „Enkel sehen die Großeltern als Figuren, die die Vergangenheit und die Wurzeln ihrer Familie vergegenwärtigen, was darin hilft, zu verstehen, woher die Eltern und sie selber, als Großkinder, kommen." (Triadó et al. 2005, S. 115). Aber Enkel können von ihren Großeltern noch viel mehr lernen und profitieren (Abschn. 6.4).

Insgesamt: Noch in keiner Epoche der Menschheitsgeschichte haben so viele Enkel so viel Zeit mit so vielen Großeltern gemeinsam verbracht und daraus viel Freude, Glück und Nutzen gezogen. Von daher versteht sich, dass viele Enkel eine noch intensivere Beziehung zu Ihren Großeltern wünschen. Bly und Bly (2003) fragten amerikanische Kinder, was sie an ihrer Beziehung zu den Großeltern am liebsten ändern würden, wenn sie das könnten. Neun von zehn der Jungen und Mädchen: Dass sie nicht so weit weg wohnen und mehr Zeit haben. Auch Schweizer Großkinder (N = 455) wünschen zu knapp der Hälfte häufigeren Kontakt mit ihren Großeltern, kein einziges selteneren, die verbleibenden finden es gut, wie es ist (Höpflinger et al. 2006, S. 108).

6.4 Was Enkel ihrer Meinung nach von Großeltern lernen

Aufgrund dieser zumeist herzlichen Beziehungen versteht sich, dass sich in Enkelkindern die Überzeugung bildet, von den Großeltern viel zu lernen. Der amerikanische Psychologe Thane Goodrich befragte 1000 Jugendliche zu ihren Großeltern und fand, dass 395 von diesen einen Großelternteil als Lehrer für ihr Leben würdigten, am häufigsten – wenig überraschend – die mütterliche Oma (N = 208), sodann den Opa mütterlicherseits (N = 84), gefolgt von der väterlichen Oma (N = 60), und schließlich den Vater des Vaters. Im Vergleich zu jenen Jugendlichen, die den Großeltern nicht bescheinigten, wie Mentoren gewirkt zu haben, entwickelten sie sich wünschenswerter. Sie rauchten seltener, tranken weniger Alkohol, waren altruistischer und friedfertiger, kamen in der Schule besser voran und verfügten über einen höheren Selbstwert. Goodrich (2009) erklärt diesen Effekt damit, dass Großeltern, wenn sie sich für ihre Enkel wirklich interessieren, diese mit Stolz erfüllen. Zusätzlich harmonisieren und stabilisieren sie die erweiterte Familie.

Auch 200 polnische Kinder und Jugendliche lobten ihre Großeltern, weil sie von ihnen viel gelernt hätten, in etwa gleich viel wie von ihren Eltern (Lasota 2015). Die stärksten Lerneffekte bescheinigten sie bezüglich prozeduralem Wissen, beispielsweise Kuchen backen, Werkzeuge gebrauchen, sodann bezüglich der Werte, mit steigendem Alter deutlich mehr, sowie der Geschichte, auch ihrer Familie, und darin weit mehr als von den Eltern. Diesen, die die erzieherische Verantwortung tragen, attestieren sie jedoch stärker, normatives Wissen vermittelt zu haben, etwa die Goldene Regel oder am Esstisch nicht zu rülpsen.

Auch in unserer Umfrage erzählten viele Männer und Frauen davon, dass sie von ihren Großeltern gelernt hatten: „Oma hat mir Fuchs und Henne gelernt, aber ich habe nur einmal gewonnen". Oder: „Sie brachte mir das Lesen bei". Auf einem Bauernhof: „Die Oma öffnete mir Einblicke in verschiedene bäuerliche Tätigkeiten, Nachhaltigkeit: Was man zum Leben braucht, Brot backen, melken." In einer Großstadt: „Die Oma war ein sehr liebevoller Mensch, warmherzig, geduldig, sie hat mir sehr viel beigebracht, gezeigt und mit auf den Lebensweg gegeben." Eine Erzieherin erinnerte sich sogar daran, von ihrer Oma aufgeklärt worden zu sein: „Ein Aufklärungsgespräch über Empfängnisregelung, ‚weil deine Eltern das sicher nicht ansprechen'". Auch viele Opas blieben als Mentoren in Erinnerung: „Er hat mich gelehrt, mit richtigen Werkzeugen handwerklich zu arbeiten." „Er hat mir das Traktorfahren gezeigt". „Ich habe so viel von seinen Geschichten gelernt, aus dem Krieg." Oder: „Er hat mir im Schwimmbad den Kopfsprung beigebracht, und wie man crawlt" – alles andere als das Stereotyp des gebrechlichen Opas, der am Gehstock hinkt oder im Schaukelstuhl sitzt.

Teils berührende Bekenntnisse von Großkindern darüber, was sie ihren Großeltern alles verdanken, sammelten Bates und Goodsell (2013): „Ich lernte von meinem Großvater eine strenge Arbeitsethik. Er war ein sorgfältiger Schreiner, und ich denke, von ihm habe ich die meisten Ideen bekommen, wie ich richtig handeln soll, auch die, etwas richtig zu machen, oder gar nicht. Darin war er sehr einflussreich auf mich." (36). Ein anderer Enkel über seinen Opa: „Er nahm mich unter seine Flügel und hat mir so vieles über fast alles beigebracht. Er lehrte mich das Baseballspiel, das in meinem Leben so wichtig wurde, und das Fischen und wie man einen Fisch ausnimmt. Er belehrte mich über die Bäume etc…" – ein eminent aktiver Opa, kein müder alter Mann. Und eine Enkelin: „Ich habe so viel von meiner Grandma gelernt, vieles über unsere Familie, was ich nicht wusste. Ich will mit ihr weiter in Kontakt bleiben, weil sie mich so vieles lehrte." (Hebblewaite und Norris 2011, S. 128). Auch Pratt et al. (2008) ließen sich von Heranwachsenden erzählen, wie und welche Werte ihnen Großeltern vermittelten. Ein 21-Jähriger erinnerte sich, wie er mit seinem Opa in Florida war, wo dieser jeweils weit ins Meer hinausschwamm. Eines Tages wollte der Zehnjährige mitschwimmen, wovor andere warnten, er sei ja viel zu klein. „Und da sagte er etwas, was mich tief beeindruckte: Ich müsse meine eigenen Grenzen und meine Fähigkeiten selber kennen, solle aber nicht ignorieren, was andere sagen, aber dann doch tun, was ich zu können glaube." Der Junge schwamm mit. Junge Erwachsene, die sich lebendig an solche Großelterngeschichten erinnerten, stellten sich in einer acht Jahre später durchgeführten Nachbefragung als schöpferischer heraus als jene, die nicht Ähnliches erlebt hatten.

„Es scheint, dass die meisten Großkinder ihre Großeltern als sehr einflussreich für ihr Leben wahrnehmen." So fassen Wiscott und Kopera-Frye (2000) ihre Studie zusammen, in der sie 246 Studierende fragten, wie ihre Beziehung zu den Großeltern war und welche Werte sie mit ihnen teilen. Wiederum wurde ein breites Aktivitätsspektrum berichtet, häufig das Erzählen von Familiengeschichten, das gemeinsame Betrachten von Fotoalben, auch Belehrung über familiäre Traditionen und Gewohnheiten. Die Psychologen konstatierten umso häufiger eine hohe Übereinstimmung zwischen Enkeln und Großeltern in den Einstellungen zu Arbeit, Familie, Religion und Erziehung, je häufiger sie miteinander interagiert hatten. Einen nur geringen Einfluss der Großeltern stellten die Forscher bezüglich der politischen und sexuellen Einstellungen fest, was auch bei Enkeln in der Schweiz nachgewiesen wurde, die mehrheitlich angaben, mit ihren Großeltern durchaus über ihre Zukunft zu reden, über Familiengeschichten, Probleme in der Schule, weniger aber über ihre Freunde, und schon gar nicht über ihre Liebesgeschichten (Höpflinger et al. 2006, S. 71 f.).

Werte und Einstellungen übernehmen Enkel von den Großeltern wahrscheinlicher, wenn letztere sich nicht mit Ratschlägen, gegebenenfalls Ermahnungen aufdrängen. Roberto und Stroes (1992) befragten 142 Studierende, wie sich ihre Großeltern ihnen gegenüber verhalten hätten und wie sehr sie von ihnen in der eigenen Wertentwicklung beeinflusst worden seien. Zumal jene Großeltern, die sich nicht einmischten, sondern einfach da waren, hilfsbereit, wenn dies erforderlich war, vor allem aber authentisch, sie selber, beeinflussten die Werteentwicklung ihrer Enkel am nachhaltigsten.

Insgesamt: Großeltern, sofern sie engagiert und rege mit ihren Enkeln interagieren, fungieren vielfach als „Bewahrer der Kultur" (Wiscott und Kopera-Frye 2000, S. 210) und sind oftmals großartige Mentoren, deren Anregungen für die Entwicklung der Enkel unbezahlbar sind. Verständlich, dass die meisten Enkel um ihre Großeltern bitter trauern, wenn der Tod sie ihnen entreißt.

6.5 Wenn Enkel um Großeltern trauern

Kurz vor meinem Abitur kam der Anruf, meinem Großvater, mit dem ich als Bauernkind sehr viel Zeit verbracht hatte, gehe es sehr schlecht. Er wohnte bei einem seiner Söhne in der Stadt. Unverzüglich fuhren wir hin, traten leise in das Zimmer zu den anderen Verwandten, er lag röchelnd da, die Augen geschlossen. Stunde um Stunde hielt ich seine welken Hände, wischte den Schweiß von seiner Stirne, bis sich seine hellblauen Augen plötzlich weit öffneten, unendliche Sekunden leuchtend strahlten – was sie wohl sahen? –, um sich endgültig zu schließen. Dieser Augenblick, in dem die Zeit erstarrte, prägte sich tief ein, war erfüllt von Schmerz, Dankbarkeit und Ehrfurcht vor dem Opa und letztlich dem Wunder des Lebens.

Der Tod eines Großelternteils ist für Kinder und Heranwachsende die häufigste und zumeist erste Begegnung mit der unentrinnbaren Vergänglichkeit des Lebens. Von 1716 englischen Adoleszenten hatten 1153 (66 %) miterlebt, dass Oma oder Opa den letzten Atemzug getan hatte (Harrison und Harrington 2001). Trauer um ein geliebtes Haustier gaben deutlich weniger Heranwachsende an (48 %). Zehn Prozent trauerten um einen engen Freund, und vier Prozent um Mutter oder Vater. Häufig ist auch der Tod von Onkeln und/oder Tanten (23 %), der ebenfalls depressive Verstimmungen auslösen kann, dies in der Adoleszenz umso mehr, als in keiner Lebensphase so oft an die Zerstörung der individuellen Identität durch den Tod gedacht wird wie in dieser. Der Tod eines Großelternteils löst in den meisten Enkeln heftige Emotionen aus, bitteren Schmerz, aber auch tiefsinnige Gedanken: „Meine Großmutter Sammie bedeutete mir alles. Als Kind glaubte ich immer, sie sei unsterblich, sie werde 200 Jahre alt, und dann würden wir gemeinsam gehen. Nun habe ich gelernt dass das Leben endlich ist und dass du deine Zeit niemals vergeuden sollst", so die 15-jährige Kaey (Moore und Rosenthal 2017, S. 106). Der Sarg eines verstorbenen Großelternteils kann zu tiefen spirituellen Zweifeln führen: „Nachdem ich meine Oma verlor, fragte ich mich wirklich, ob es eine höhere Macht gibt." (Patrick und Henrie 2015, S. 93). Die Angst vor dem eigenen Sterben kann sich steigern. Aber oftmals stößt ein solcher Verlust persönliche und spirituelle Wachstumsprozesse an: Mehr Mitgefühl mit anderen, höhere Vergebungsbereitschaft, stärkere Hoffnung und Ehrfurcht vor dem Leben (Ens und Bond 2005). Und dies umso mehr, je stärker sich die Enkel der Trauer öffneten – ein überzeugendes Indiz dafür, auch unangenehme, ja schmerzhafte Emotionen zuzulassen, um an ihnen zu reifen (Patrick und Henrie 2015).

Oft dauert diese Trauer lange an, mitunter Jahre. Renzenbrink (2002) befragte einfühlsam Kinder, zwischen acht und 13 Jahre alt, die einen Großelternteil verloren hatten. Ihren Schmerz schilderten sie mitunter berührend anschaulich: „Ich hatte einen großen Klumpen im Bauch und im Hals." Einige der Schüler sorgten sich auch um ihren Elternteil, der Waise geworden war. Die achtjährige Emma: „Ich hatte Angst um meine traurige Mutter. Ich dachte, sie wird krank und könnte auch sterben." Die 13-jährige Jessica gestand, sie habe sich bemüht, ganz brav zu sein, nicht zu streiten, um ihre Mutter nicht noch mehr zu belasten. Und der 10-jährige Joel berichtete, er höre oft die Lieblingsmusik seines Opas, und er verspüre: „In meinem Herzen ist er noch immer da." Insgesamt: Die Fähigkeit auch jüngerer Kinder, zu trauern (erstmals am häufigsten um einen Großelternteil) und sich über den Tod und seine Auswirkungen auch auf andere Gedanken zu machen, werde vielfach unterschätzt.

Dem Sterben von Großeltern geht vielfach voraus, dass sie gebrechlich werden, pflegebedürftig, krank, dement etc. Eine unserer Gesprächspartnerinnen erinnerte sich, dass sie die Oma acht Jahre lang stets im Bett habe liegen sehen, nur kurz unterbrochen von assistierten, zittrigen Gängen auf die Toilette: „Unvergesslich und unerträglich, einen so lieben Menschen so abbauen zu sehen." Und eine 17-jährige Frau bekannte: „Die starke Frau, die früher mich und meinen Bruder behütet hatte, kann sich kaum mehr selber bewegen. Es ist ein Horror, diesen Verfall mit ansehen zu müssen … Es begann mir schwer zu fallen, um sie zu sein, weil ich sie als die unabhängige Frau in Erinnerung behalten will, die sie einmal war." (Spira und Wall 2006, S. 400). Der Gesundheitszustand von Großeltern ist Enkelkindern alles andere als gleichgültig und kann sie tief besorgen. Boon und Shaw (2007) befragten 153 Studenten über ihren Lieblingsgroßelternteil und deren Gesundheit. Am häufigsten gewählt wurde erwartungsgemäß die mütterliche Großmutter, am seltensten der Vater des Vaters. Mehr als neunzig Prozent gaben an, die Großeltern litten an mindestens zwei körperliche Beeinträchtigungen, am häufigsten Sehschwäche (71 %), Hypertonie (63 %), Arthritis oder Rheuma (59 %), Hörproblemen (55 %). 14 % gaben an, die Großeltern seien in senile Demenz geraten, und knapp jede zehnte berichtete von Alzheimer. Dies kann Jugendliche enorm in Sorge stürzen. 95 % fürchteten, die Großeltern könnten alsbald sterben, vier von fünf bekümmerte, die Omas und Opas würden unfähig, für sich selber sorgen, vereinsamen und in Depression absinken, und zwei Drittel bangte, der Kontakt zu ihnen könnte seltener werden, ja abbrechen. So starke Besorgnis ist ein untrügliches Indiz dafür, wie wichtig Großeltern für Enkel sein können.

Zusehends mehr Großeltern erleiden das Schicksal, dement zu werden, in der Bundesrepublik aktuell mehr als 1,6 Mio. Mitbürger, am häufigsten aufgrund von Alzheimer. Wie reagieren Enkel darauf, wenn Großeltern zusehends verwirrter werden und sie schlimmstenfalls gar nicht mehr erkennen? Einfühlsam untersuchten dies Celdrán et al. (2011) bei 145 Jugendlichen in Barcelona, die mindestens einen Großelternteil hatten, bei dem Demenz diagnostiziert worden war. Die Emotionen der Enkel waren gemischt. Bei einigen überwog Traurigkeit, bei anderen positive Gefühle, zumal wenn sie sich in der Pflege der Kranken engagierten. Vereinzelt waren sie eifersüchtig, weil sich ihre Eltern zu sehr um ihre eigenen Mütter oder Väter kümmerten, oder sie durchlebten Schuldgefühle, wenn sie ihrer Meinung nach zu wenig Zeit für Oma oder Opa aufgebracht hatten. Tief ehrlich ist das Bekenntnis einer 18-Jährigen: „Für mich ist Demenz das schlimmste Ende, das jemand erleiden kann. Obschon es mich beschämt und ich es eines Tages bereuen werde: Ich gehe nur noch selten zur Oma ins Pflegeheim, weil ich die guten Erinnerungen an sie, als sie noch gesund war, nicht verlieren will". (Celdrán et al. 2011, S. 345). Knapp die Hälfte war der Meinung, die emotionale Nähe zum/zur Kranken sei schwächer geworden, dies umso wahrscheinlicher, wenn die Beziehung vor dem Ausbruch der Krankheit enger war. Jene, die zuvor ein neutrales oder distanziertes Verhältnis hatten, meinten wahrscheinlicher, an der emotionalen Nähe habe sich nichts geändert.

Besonders eng wird die Beziehung zu Großeltern, wenn sich Enkel in deren Pflege zu engagieren beginnen. In den USA pflegt gut ein Viertel der erwachsenen Gesamtbevölkerung bedürftige Familienangehörige, und von diesen sind acht Prozent Enkel (Fruhauf et al. 2006). Pflege durch Großkinder ist (noch) ein seltenes Phänomen, dürfte aber aufgrund der weiterhin steigenden Lebenserwartung und des Pflegenotstandes häufiger und notwendiger werden. Eine der wenigen einschlägigen Studien führten Fruhauf et al. (2006) durch, indem sie 17 pflegende Enkel, zwischen 21 und 29 Jahre alt, befragten, wie sie in diese Rolle geraten waren, was ihnen daran zusagt und was ihnen Probleme bereitet. Zu letzteren rechneten sie vor allem Zeitmangel, aber auch, in der eigenen Karriere zurückstecken zu müssen. Mehrheitlich deuteten sie ihr Engagement als Rollenumkehr, so eine Enkelin, die regelmäßig ihre Oma pflegt und badet. „Nun ist es so, dass ich wie die Mutter bin, und sie das Kind." (898). In der Tat ist es umso wahrscheinlicher, dass sich Enkel um Großeltern kümmern, je engagierter letztere für die Großkinder waren (Evan-Zohar und Sharlin 2009). Trotz des Stresses, den die Pflege mit sich bringt, gewannen ihr die Enkel Positives ab: Dankbarkeit spüren, soziale, hygienische und haushälterische Fertigkeiten vervollkommnen, und insbesondere: „Pflegen bewirkt, dass ich mich gut fühle, und nicht selbstsüchtig." (Fruhauf et al. 2006, S. 901).

Jede Oma und jeder Opa wird sterben. Tritt dies ein, können die Auswirkungen für Enkelkinder verheerend sein. Auf der Internetseite „trauerlyrik" finden sich ergreifende Texte von Großkindern: „Als du (Oma) fortgingst, blieb für mich die Welt stehen." Oder: „Du hattest ein schönes langes Leben, mein allerliebster Opa, und ich bin so dankbar das ich ein Teil von diesem schönen Leben war. Du bist mir so unglaublich wichtig und ich werde dich für immer in meinem Herzen tragen mit diesen vielen schönen Erinnerungen, die ich mit dir teilen konnte. Ich liebe dich. Deine allerliebste Nadine."

7

Großeltern als große Eltern: Zusammenfassender Ausblick

Zusammenfassung

Dieses Kapitel fasst die Ergebnisse zusammen und bietet Ratschläge. Es ist sehr zu empfehlen, Großelternschaft zu leben, sowohl im eigenen Interesse, weil sie dem Wohlbefinden förderlich ist, als auch im Interesse der Enkel, die von Oma und Opa enorm viel profitieren können. Enkel schätzen es mehr, von den Großeltern anerkannt und gefördert als verwöhnt zu werden. Werden Großeltern als aufbauend und beglückend erlebt, trägt dies dazu bei, dass ältere Menschen, derer immer mehr werden, generell als positiver wahrgenommen werden.

Das 20. Jahrhundert hat nicht nur die erste Mondlandung ermöglicht, nicht nur die erste Wasserstoffbombe gezündet, nicht nur leistungsfähigste Computer entwickelt und neue virtuelle Welten geschaffen. Eine besondere Leistung dieses Säkulums, die das Leben von Milliarden Menschen weitreichend betrifft, besteht darin, die Lebensspanne dermaßen verlängert zu haben, dass Großelternschaft, vielfach über mehrere Jahrzehnte, zur Regel geworden ist. Ohnehin ist diese ein historisch junges Phänomen. Noch zu Beginn des 18. Jahrhunderts war jeweils von „Alten" die Rede, die oft als Belastung empfunden wurden. Das 19. Jahrhundert ist jenes, das Großelternschaft zu würdigen, ja regelrecht zu zelebrieren begann. Aber erst im 20. Jahrhundert wurde sie zu einem Massenphänomen, in den reicheren Nationen früher, aber mittlerweile auch in weniger privilegierten Ländern, etwa Brasilien, wo die Lebenserwartung bei 75 Jahren liegt, weniger jedoch in zahlreichen afrikanischen Nationen, etwa Swasiland, wo Männer im Schnitt 32 Jahre alt werden.

A. A. Bucher, *Lebensernte*, https://doi.org/10.1007/978-3-662-57988-6_7

Dieses Buch stellt empirisch abgesichertes Wissen über heutige Großelternschaft vor, das viele Großelternstereotype zurecht rückt. Mehrheitlich werden Menschen nicht erst Großeltern, wenn sie ergraut und zittrig sind, sondern in der Blüte des Lebens, bei vorzüglicher Gesundheit, fähig, mit ihren Enkeln lange Radtouren zu machen. Großelternschaft ist in den letzten Jahrzehnten deutlich länger geworden, auch wenn der Trend eingesetzt hat, später eigene Kinder und damit auch eigene Enkel zu bekommen. Entgegen der angeblich so mobilen und verwandtschaftlich zerrissenen Lebenswelt residieren überraschend viele Großeltern in guter Erreichbarkeit ihrer Enkel.

Der Eintritt in die Großelternrolle wird, zumal wenn er zwischen dem 45. und 65. Lebensjahr erfolgt, mehrheitlich als überwältigend erlebt, als Beginn eines neuen Lebensabschnitts, oft als tiefes Geschenk. Aber was Großeltern daraus konkret machen, unterscheidet sich gewaltig, von Elternersatz bis hin zu gänzlicher Distanz. Faktisch existiert eine weit größere Bandbreite von Großelterntypen als von Elterntypen, deren Rolle einheitlicher ist: Kinder versorgen, hegen und fördern. Unüberschaubar vielfältig ist das Aktivitätsspektrum von Großeltern, die ihren Enkeln nicht nur Geschichten erzählen, sondern mit ihnen in den Urlaub fahren, beim Bruchrechnen helfen etc. Mehrheitlich wollen sie dabei den eigenen Söhnen und Töchtern nicht ins erzieherische Handwerk pfuschen, sondern für ihre Enkel einfach nur da sein, auch wenn viele dazu neigen, den Großkindern mehr Haribos zu gönnen als Mama oder Papa.

In der bisherigen Forschung zu Großelternschaft am intensivsten untersucht wurden, zumal in den USA, solche Großeltern, die ihre Enkel hauptverantwortlich erziehen, oft nach Lebenskatastrophen eigener Kinder wie Sucht oder Gefängnis. Auch wenn dies viele Entbehrungen mit sich bringt, Stress, ein höheres Risiko, Hypertonie oder andere Krankheiten zu bekommen und in Armut abzurutschen, sehen diese Großeltern in ihrer zweiten Elternschaft einen tiefen Sinn. Ausgesprochen schmerzhaft kann es sein, wenn es Großeltern verwehrt wird, ihre Rolle auszuüben, oft nach einer Scheidung oder nach Konflikten mit den eigenen Kindern oder den Schwiegerkindern. Am bittersten ist, Enkelkinder an den Tod zu verlieren, was starke Überlebensschuldgefühle auslösen kann.

Bisher regelrecht tabuisiert wurden Omas, die eine Frau lieben bzw. Opas, die mit einem Mann Tisch und Bett teilen. Aber auch sie können vorzügliche Großeltern sein und werden von den eigenen Kindern und den Großkindern in ihrer sexuellen Neigung zumeist respektiert, was auch eine Errungenschaft der letzten Jahrzehnte ist. Zusehends zahlreicher werden Stiefgroßeltern, die sich rührend um die neuen Enkel kümmern können und in aller Regel problemlos in die Großfamilie hineinwachsen, überraschend gut die Stiefgroßväter.

Die Früchte von Großelternschaft sind mannigfaltig. Großeltern, sich oft mit den Enkeln abgebend, fühlen sich jünger und gesünder, ihr Selbstwert steigt, sie sind eher davor geschützt, nachmittags um drei Uhr nicht mehr zu wissen, was sie zu Mittag aßen. Großelternschaft ist schöpferische Generativität, die sich auf Enkelkinder vielfach positiv auswirkt, weil sie sich bei Oma und Opa sehr glücklich fühlen können, von ihnen in die tiefere Familiengeschichte eingeführt werden und in ihnen Modelle für ihre eigene soziomoralische Entwicklung haben. Viele Großeltern unterstützen ihre Enkel nicht nur durch Rat und Tat, sondern auch mit Geld. Insgesamt ist wenig verwunderlich, dass Großeltern, Omas noch stärker als Opas, der bisherigen Menschheitsevolution enorm förderlich waren und die menschliche Lebensdauer beträchtlich verlängerten.

Sodann wurden in diesem Buch Großeltern mit den Augen von Enkeln in den Blick genommen. Am beliebtesten sind gemäß zahlreichen Studien die Großmütter mütterlicherseits, zahlreichen Autoren zufolge deswegen, weil sie absolut gewiss sein können, dass 25 % ihrer Gene im Enkel weiterleben, aber sicherlich auch deswegen, weil sie sich mehr mit ihren Großkindern beschäftigen als speziell die Opas väterlicherseits. Großeltern werden mehrheitlich als liebevoll, bescheiden, weise und großzügig wahrgenommen, und nur ganz vereinzelt als mürrisch, knauserig, verschroben oder herrisch. Enkel berichten von einem ähnlich vielfältigen gemeinsamen Aktivitätsspektrum wie die Großeltern auch und attestieren ihnen, durch ihr Vorbild viel gelernt zu haben, nicht nur Muffins backen oder Werkzeuge gebrauchen, sondern auch in die Familiengeschichte eingeführt worden zu sein und sich Einstellungen angeeignet zu haben, die der Lebensbewältigung förderlich sind: Beharrungsvermögen, Fleiß, Gelassenheit, Zuversicht, Treue, Liebe zur Wahrheit. Von daher versteht sich, wie tief die Trauer sein kann, wenn Enkelkinder am Sarg von Großeltern stehen, für viele von ihnen die erste konkrete Begegnung mit der Vergänglichkeit des Menschen und dem Tod.

Was ergeben sich daraus nun für Ratschläge? Als erster sicherlich der, Großelternschaft zu leben, sich hinreichend Zeit für die Enkel zu nehmen. Denn es gibt auch die distanzierten Großeltern, die sich wenig für ihre Großkinder interessieren, selten ihr Lachen hören und ihre leuchtenden Augen sehen, wenn mit ihnen Spaß erlebt wird. Das stärkste Argument dafür sind die vielfältig nachgewiesenen, heilsamen Effekte von Großelternschaft, nicht nur für die Omas und Opas, sondern auch die Enkel. Diese halten Omas und Opas auf Trab und dadurch jung, sie motivieren zu Aktivität, körperlich, geistig und sozial, sie können ihnen neue Phänomene der Lebenswelt erschließen, von denen Großeltern in ihrer eigenen Kindheit nicht einmal geträumt hatten: WhatsApp, Computerprogramme etc. Als Großeltern älter zu werden, hat den paradoxen Effekt, eine Verjüngungskur zu erfahren, allerdings nur dann, wenn nicht 24 Stunden für die Enkel gesorgt werden muss. Auch die Großkinder können – wie in diesem Buch vielfach dargelegt – enorm von ihren Omas und Opas profitieren: Emotional mit viel Glück und Spaß, kognitiv, charakterlich mit der Aneignung lebenstauglicher Haltungen und Einstellungen. Und Profiteure sind vielfach auch die Eltern, die mittlere Generation: Mütter, die wieder in Teilzeit arbeiten können, wenn die Oma bereit ist, das Enkelkind zu hüten.

In der ersten Hälfte des 20. Jahrhunderts hatten Großeltern, zumal in der ihnen gewidmeten, spärlichen Fachliteratur, einen schlechten Ruf. Ihnen wurde unterstellt, Enkel diametral anders als die Eltern zu erziehen, insbesondere zu lasch und zu verwöhnend. Heutige Großeltern halten sich jedoch an die Devise: Nicht einmischen, sich erzieherisch zurückhalten, stattdessen für die Enkel da sein, wenn sie es brauchen, und für die eigenen Kinder auch – eine Haltung, die nur zu unterstützen ist. Eine gute Beziehung zu den eigenen Kindern ist eine optimale Voraussetzung für ein gutes Verhältnis zu den Enkeln, weil Mütter und Väter, besonders wenn die Kinder noch klein sind, die Steigbügelhalter für Kontakte mit den Großeltern sind.

Was sollen Großeltern mit ihren Enkeln vor allem tun? Diesbezüglich sind der Fantasie keine Grenzen gesetzt. „Die Vielfalt der großelterlichen Verhaltensstile ist so groß, dass es müßig wäre, eine generelle Gesetzmäßigkeit ableiten zu wollen" (Oerter 2008, S. 19). Etliche Großeltern wollen ihre Enkel verwöhnen. Gewiss wissen es Enkel sehr zu schätzen und sind sie glücklich, wenn ihnen die Großeltern etwas schenken, in jüngeren Jahren beispielsweise einen Lego BrickHeadz Harry Potter, kurz vor dem Abitur einen 50 EUR-Schein auf die Hand. Erwiesenermaßen sind in den letzten Jahrzehnten Großeltern zu ihren Enkeln noch großzügiger geworden, weil sie sich mehr Ressourcen aneignen konnten als in den Krisen- und Nachkriegsjahren. Aber zahlreiche Studien belegen, dass Großeltern ihre Enkelkinder noch glücklicher machen, wenn sie spüren dürfen, dass Oma und Opa sich für sie interessieren: „Welches sind deine Freunde im Kindergarten? Was nehmt ihr in der Schule gerade durch?" Aber auch für das, was Enkel selber fasziniert, etwa ein neues Computerspiel: „Kannst Du mir zeigen, wie das funktioniert?" Enorm aufbauend ist auch, wenn Enkel vonseiten der Großeltern Wertschätzung erfahren. Und wenn sie sehen, dass sie mit vor Stolz leuchtenden Großelternaugen angeschaut werden: „Toll, dass Du schon so kräftig Radfahren kannst!" Dies schließt selbstredend nicht aus, mit Großkindern Spaß zu erleben, wozu Großeltern schon so viel eingefallen ist und weiterhin einfällt. „Mein Opa hat für mich aus dem Bügelbrett ein Kasperltheater gebaut und vorgespielt, zum Totlachen," so einer unserer Gesprächspartner. „Ich erinnere mich deutlich, wie ich noch sehr klein war, dass ich im Garten meiner Großmutter mit ihr Verstecken gespielt habe. Zwischen all der Bettwäsche zu verschwinden war wunderbar."

Wertschätzung steht aber auch den Großeltern zu. Nach Berechnungen des Bundesamtes für Statistik leisten Großeltern in der Schweiz pro Jahr 160 Mio. h Betreuungsarbeit, Omas 113 Mio., Opas 47 Mio. Diese unbezahlte Arbeit hat einen Wert von 8,15 Mrd. Franken (7,2 Mrd. EUR). In den USA erspart sich die öffentliche Hand sechs Milliarden Dollar, weil sich so viele Großeltern um drei Millionen Kinder kümmern, deren Eltern abgehauen, im Gefängnis, in psychiatrischen Kliniken sind. Dies verdient unbedingte Anerkennung. In einigen Ländern ist deswegen – und auch um das Ansehen von Großeltern zu heben – ein Großelterntag eingerichtet worden, der in der Schweiz jeweils am 6. März gefeiert wird. In der Bundesrepublik wird, am zweiten Sonntag im Oktober, ein Großmuttertag begangen. Seit einem Vorstoß der früheren Familienministerin Ursula von der Leyen gibt es Bestrebungen, einen Großelterntag zu etablieren, wie er seit 2005 in Italien zelebriert wird, jeweils am 2. Oktober und mit initiiert von den Blumenhändlern.

Zur Wertschätzung der immensen großelterlichen Arbeit zählt auch, keine rechtlichen Hindernisse in den Weg zu legen. Diesbezüglich sind Großeltern in den letzten Jahrzehnten besser gestellt worden. In der Bundesrepublik haben sie seit der Kindschaftsrechtsreform von 1997 ausdrücklich ein Anrecht auf „Umgang" mit ihren Enkeln, sofern dieser dem Kindeswohl förderlich ist (BGB § 1685), wovon in den allerallermeisten Fällen auszugehen ist. Auf EU-Ebene bestätigte dies am 24. Mai 2018 der Europäische Gerichtshof, nachdem eine Bulgarin, deren Enkelsohn nach der Scheidung seiner Eltern nach Griechenland kam, gerichtlich eingefordert hatte, ihn an einem Wochenende pro Monat sehen zu dürfen. In Österreich ist die diesbezügliche Situation von Großeltern insofern weniger positiv, als diese bloß ein Antragsrecht haben, mit ihren Enkeln Kontakt zu haben, was verweigert werden kann, wenn dadurch das Familienleben gestört werden könnte (Allgemeines Bürgerliches Gesetzbuch § 188).

Wie ist die Zukunft der Großelternschaft? Aller Voraussicht nach wird die Lebenserwartung in den nächsten Jahren noch weiter steigen, im Jahre 2060 auf vermutlich 89 Jahre bei den Frauen und auf 85 Jahre bei den Männern (statista 2018), allerdings nicht unbegrenzt, weil zum Menschsein der unentrinnbare Tod gehört. Die Dauer der Großelternschaft wird aber kaum entsprechend länger werden, weil der Trend, die ersten Kinder nicht schon kurz nach der Volljährigkeit, sondern vielfach erst um 35 zu bekommen, ungebrochen ist. Die Verlängerung des Lebens dürfte dazu führen, dass viele Enkel ihre Großeltern als sehr alt erleben, gebrechlich und ganz im Sinne der klassischen Großelternstereotype aus dem 19. Jahrhundert, und oftmals auch als dement und gänzlich pflegebedürftig.

Hinzu kommt, dass in den westlichen Ländern nicht mehr so viele Kinder geboren werden, im Eurobereich im Jahre 2016 pro Frau 1,58 Kinder (statista 2017). Dass die westlichen Populationen zusehends älter werden, ist hinreichend bekannt und schürte die Prognose, die junge Generation könnte sich alsbald gegen die Alten erheben. Schon in den 1990er-Jahren prognostizierte der Soziologe Reimer Gronemeyer einen „drohenden Krieg der Jungen gegen die Alten." Allerdings werden auch in Zukunft die meisten der weniger zahlreichen Kinder mit ihren Großeltern warmherzige Beziehungen aufbauen, mit ihnen spielen, lachen, diskutieren und von ihnen viel lernen und profitieren. Erwiesenermaßen wirken sich solche angenehmen Erfahrungen positiv auf das Bild des Alters aus, wie es die nächste Generation entwickelt.

Wie stark die Beziehung zwischen einem Enkel und einem Großelternteil sein kann, zeigt – zum Abschluss – eine moralische Parabel, die in den Kinder- und Hausmärchen der Gebrüder Grimm überliefert ist. Ein alter Großvater verzitterte oft die Suppe und schlürfte. Da sich sein Sohn und seine Schwiegertochter ekelten, versetzen sie ihn fürs Essen in eine Ecke. Nachdem er dort seinen Teller versehentlich zerbrach, ließ man ihn nur noch aus einem hölzernen Napf essen. Daraufhin suchte sich der Enkel zwei Lindenholzstücke und begann an diesen zu schnitzen. Gefragt, was er denn mache, antwortete er: „Wenn ich groß und stark bin, ihr aber alt und schwach wie der Großvater, lasse ich euch auch aus einem Holzteller in der Ecke essen." Sofort holten die beschämten Eltern den Opa wieder an den Tisch zurück.

Unzählige namenlose Großeltern haben sich um ihre Enkelkinder gekümmert, sie gehütet, unterstützt, in die Familiengeschichte eingeführt, ihnen viel Nützliches auf ihren Lebensweg mit gegeben, und mit ihnen auch viel Spaß erlebt. Von daher ist es angemessen, so viele Großeltern, verstorbene wie auch noch lebende, als *große* Mütter und *große* Väter zu würdigen und für ihren Einsatz tief dankbar zu sein.

Literatur

Achner, A. (2014). *Omas und ihre Enkel. Lebensinhalt oder Pflichterfüllung*, Kindle Edition.

Adcox, S. (2017). Do grandparents have the right to spoil grandchildren. https://www.thespruce.com/grandparents-spoiling-grandchildren-1695777.

Aho, A., et al. (2018). Grandmother's grief after the loss of a grandchild. *Mental Health and Family Medicine, 14,* 676–680.

Allen, H. C. (2008). The spiritual influence of grandparents. *Christian Education Journal, 5,* 346–362.

Anderson, L. R., Sheppard, P., & Monden, C. W. (2018). Grandparents effect on educational outcomes. A systematic review. *Sociological Science, 5,* 114–142.

Attar-Schwartz, S., Tan, J. P., & Buchanan, A. (2009a). Adolescents' perspectives on relationships with grandparents: The contribution of adolescent, grandparent, and parent-grandparent relationship variables. *Children and Youth Services Review, 31,* 1057–1066.

Attar-Schwartz, S., et al. (2009b). Grandparenting and adolescent adjustment in two-parent biological, lone-parent, and step families. *Journal of Family Psychology, 23,* 67–75.

Attias-Donfut, C., & Segalen, M. (2002). The construction of grandparenthood. *Current Sociology, 50,* 281–294.

Bach, D., & Böhmer, F. (Hrsg.). (2011). *Intimität – Sexualität. Tabuisierung im Alter.* Wien: Böhlau.

Baker, L., & Mutchler, J. E. (2010). Poverty and material hardship in grandparent-headed households. *Journal of Marriage and Family, 72,* 947–962.

Baker, L., & Silverstein, M. (2012). The well-being of grandparents caring for grandchildren in China and the United States. In S. Arber & V. Timonen (Hrsg.), *Contemporary grandparenting. Changing family relationships in global contexts* (S. 51–70). Bristol: The Policy Press.

A. A. Bucher, *Lebensernte*, https://doi.org/10.1007/978-3-662-57988-6

Baker, L. A., Silverstein, M., & Putney, N. M. (2008). Grandparents raising grandchildren in the United States. Changing family forms, stagnant social policies. *Journal of Societal and Social Policy, 7,* 53–69.

Bartelmus-Scholich, E. (2008). Deutsche Mutter oder Führerin im Reichsarbeitsdienst: Frauenrollen im Nationalsozialismus. http://www.scharf-links.de/46.0.html?&tx_ttnews%5BpS%5D=1328071397&tx_ttnews%5Bcat%5D=40&tx_ttnews%5Btt_news%5D=1050&cHash=421878246e.

Bates, J. S. (2009). Generative grandfathering: A conceptual framework for nurturing grandchildren. *Marriage & Family Review, 45,* 331–352.

Bates, J. S., & Godsell, T. L. (2013). Male kin relationships: Grandfathers, grandsons, and generativity. *Marriage and Family Review, 49,* 26–50.

Battistelli, P., & Farneti, A. (1991). Grandchildren's images of their grandparents: A psychodynamic perspective. In P. K. Smith (Hrsg.), *The psychology of grandparenthood. An international perspective* (S. 143–156). Routledge: London.

Bauer, T., & Strub, S. (2002). Ohne Krippe Grosi stünde Vieles still. Forum Familienfragen. https://www.buerobass.ch/fileadmin/Files/2002/krippe-grosi.pdf. Zugegriffen: 11. Sept. 2002.

Baumann, M., & Hauri-Bill, R. (2008). *Weihnachten – Familienritual zwischen Tradition und Kreativität.* Stuttgart: Kohlhammer.

Bavier, R. (2011). Children residing with no parent present. *Children and Youth Service Review, 33,* 1891–1901.

Beise, J. (2005). The helping and the helpful grandmother: The role of maternal and paternal grandmothers in child mortality in the seventeenth- and eighteenth-century population of French settlers in Québec, Canada. In E. Voland, A. Chasiotis, & W. Schiefenhövel (Hrsg.), *Grandmotherhood. The evolutionary significance of the second half of female life* (S. 215–238). New Brunswick: Rutgers University Press.

Beise, J., & Voland, E. (2002). A multilevel event history analysis of the effects of grandmothers on child mortality in a historical German population (Krummhörn, Ostfriesland 1720–1874). *Demographic Research, 7,* 469–498.

Beland, R. M., & Mills, T. L. (2001). Positive portrayal of grandparents in current children's literature. *Journal of Family Issues, 22,* 639–651.

Bengtson, V. L. (2001). Beyond the nuclear family: The increasing importance of multigenerational bonds. *Journal of Marriage and Family, 63,* 1–16.

Bengtson, V. L., Putney, N., & Harris, S. (2017). *Families and faith. How religion is passed down across generations.* Oxford: Oxford University Press.

Ben Shlomo, S. (2013). What makes new grandparents satisfied with their lives? *Stress Health, 30,* 23–33.

Ben Shlomo, S., & Taubmann – Ben-Ari, O. (2016). Grandparenthood – grand generativity. In L. Findler, et al. (Hrsg.), *Grandparents of children with disabilities. Theoretical perspectives of intergenerational relationships* (S. 1–18). New York: Springer.

Bergman, K. (2011). Wie gehe ich damit um, dass die Oma mein Kind zu sehr verwöhnt. https://www.babycenter.de/x34752/wie-gehe-ich-damit-um-dass-die-oma-mein-kind-zu-sehr-verw%C3%B6hnt.

Bernhard, T. (2011). *Ein Kind.* München: dtv.

Beth, M. (1987). Art. „Großvater“. In H. Bächtold-Stäuble (Hrsg.), *Handwörterbuch des deutschen Aberglaubens* (Bd. 3, S. 1176–1178). Berlin: De Gruyter.

Billing, A., Ehrle, J., & Kortenkamp, K. (2002). Children cared for by relatives: What do we know about their well-being. New Federalism: National Survey of America's Families Series B, No. B-46 May.

Blustein, J., Chan, S., & Guanais, F. C. (2004). Elevated depressive symptoms among caregiving grandparents. *Health Service Research, 39,* 1671–1689.

Bly, S. A., & Bly, J. C. (2003). *The power of a godly grandparent: Leaving a spiritual legacy.* Kansas City: Beacon Hill Press.

Boon, S. D., & Shaw, M. J. (2007). Grandchildren's perceptions of grandparents's health. *Journal of Intergenerational Relationships, 5,* 57–78.

Bordone, V. (2017). The youthful effect of childcare beyond grandparenthood. Working Paper WP-17-013IIASA Laxenburg.

Bordone, V., & Arpino, B. (2016). Do grandchildren influence how old you feel. *Journal of Aging and Health, 28,* 1055–1072.

Borscheid, P. (1989). *Geschichte des Alterns. Vom Spätmittelalter bis zum 18. Jahrhundert.* München: dtv.

Boss, J. (2006). *Die Erziehungskunst in der Familie für Eltern, Erzieherinnen und Erzieher.* Wien: Selbstverlag des Verfassers (Erstveröffentlichung 1882, Reprint Adamant Media Corporation).

Bowers, B. F., & Myers, B. J. (1999). Grandmothers providing care for grandchildren: Consequences of various levels of caregiving. *Family Relations, 48,* 303–311.

bpb. (2012). Bundeszentrale für politische Bildung: Geschiedene Ehen nach Ehedauer. http://www.bpb.de/nachschlagen/zahlen-und-fakten/soziale-situation-in-deutschland/61578/geschiedene-ehen.

Brake, A., & Büchner, P. (2007). Großeltern in Familien. In J. Ecarius (Hrsg.), *Handbuch Familie* (S. 199–219). Wiesbaden: VS Verlag.

Brecht, B. (1988). Die unwürdige Greisin. In A. Willi (Hrsg.), *Im Reich der Großeltern. Geschichten und Erinnerungen deutschsprachiger Dichter* (S. 144–150). Frankfurt a. M.: Fischer.

Breheny, M., Stephens, C., & Spilsbury, L. (2013). Involvement without interference: How grandparents negotiate intergenerational expectations in relationships with grandchildren. *Journal of Family Studies, 19,* 174–184.

Brizendine, E. (2007). *Das weibliche Gehirn. Warum Frauen anders sind als Männer.* Hamburg: Hoffmann & Campe.

Brotherson, S. (2013). *The art of grandparenting.* North Dakota: NDSU Extension Service. North Dakota State University.

Brown, S. L., Brown, R. M., & Preston, S. D. (2011). The human caregiving system: A neuroscience model of compassionate motivation and behavior. In S. L. Brown, R. M. Brown, & L. A. Penner (Hrsg.), *Moving beyond self-interest. Perspectives from evolutionary biology, neuroscience and social sciences* (S. 75–88). New York: Oxford University Press.

Bryson, K., & Casper, L. (1999). *Coresident grandparents and grandchildren.* US-Departmentof Commerce.

Buchanan, A., & Griggs, J. (2009). *My second mum and dad: The involvement of grandparents in the lives of teenage children.* London: Grandparents Plus.

Bucher, A. (1996). Renaissance der Vorbilder? In H. Schmidinger (Hrsg.), *Vorbilder. Realität und Illusion* (S. 29–64). Graz: Styria.

Bucher, A. (2001). *Was Kinder glücklich macht. Historische, psychologische und empirische Annäherungen an Kindheitsglück.* Weinheim: Juventa.

Bucher, A. (2009). Was Kinder glücklich macht. Eine glückspsychologische Studie des ZDF. In M. Schächter (Hrsg.), *Wunschlos glücklich* (S. 94–195). Frankfurt a. M.: Nomos.

Bucher, A. (2018). *Psychologie des Glücks.* (Zweite vollständig überarbeitete u. aktualisierte Aufl.). Weinheim: Beltz.

Burn, K., & Szoeke, C. (2015a). Is grandparenting a form of social engagement that benefits cognition in ageing? *Maturitas, 80,* 122–125.

Burn, K., & Szoeke, C. (2015b). Grandparenting predicts late-life cognition: Results from the Women's Healthy Ageing Project. *Maturitas, 81,* 317–322.

Burn, K., et al. (2014). Role of grandparenting in postmenopausal women's cognitive health: Results from the Women's Healthy Aging Project. *Menopause, 10,* 1069–1074.

Burton, L. M., & Bengtson, V. L. (1985). Black grandmothers: Issues of timing and continuity of roles. In V. L. Bengtson & J. F. Robertson (Hrsg.), *Grandparenthood* (Bd. 74, S. 61–77). Thousand Oaks: Sage Publication.

Buss, D. (2004). *Evolutionary psychology. The new science of mind.* Boston: Pearson.

Campe, J. H. (1984). *Bilder-Abeze.* Frankfurt a. M.: Insel.

Canetti, E. (1979). *Die gerettete Zunge. Geschichte einer Jugend.* Frankfurt a. M.: Fischer.

Celdrán, M., Triadó, C., & Villar, F. (2011). "My grandparent has dementia": How adolescents perceive their relationships with grandparents with a cognitive impairment. *Journal of Applied Gerontology, 30,* 332–352.

Chan, C. G., & Elder, G. H. (2000). Matrilineal advantage in grandparent-grandchild relations. *The Gerontologist, 40,* 179–190.

Chapman, A., et al. (2016). "Like my grandparent, but not": A qualitative investigation of skip-generation stepgrandchild-stepgrandparent relationships. *Journal of Marriage and Family, 78,* 634–643.

Chapman, S., et al. (2017). Changes in length of grandparenthood in Finland 1790–1959. *Finish Yearbook of Population Research, 52,* 3–13.

Chapman, A., et al. (2018). A comparison of stepgrandchildren's perceptions of long-term and later-life stepgrandparents. *Journal of Aging Studies, 47,* 104–113.

Christensen, F. B., & Smith, T. (2002). What is happening to satisfaction and quality of relationships between step/grandparents and step/grandchildren. *Journal of Divorce and Remarriage, 37,* 117–133.

Chvojka, E. (Hrsg.). (1992). *Großmütter. Enkelkinder erinnern sich.* Wien: Böhlau.

Chvojka, E. (2003). *Geschichte der Großelternrollen vom 16. Jahrhundert bis zum 20. Jahrhundert.* Wien: Böhlau.

Chvojka, E., & Losová, J. (Hrsg.). (1997). *Großväter. Enkelkinder erinnern sich.* Wien: Böhlau.

Clavan, S. (1978). The impact of social class and social trends on the role of grandparent. *Family Coordinator, 27,* 351–357.

Coall, D. A., Hilbrand, S., & Hertwig, R. (2014). Predictors of grandparental investment decisions in contemporary Europe: Biological relatedness and beyond. *PLOS ONE, 9,* 1–10.

Coall, D. A., et al. (2018). Interdisciplinary perspectives on grandparental investment: A journey towards causality. *Contemporary Social Science, 13,* 159–174.

Condon, J., Luszcz, M., & McKee, I. (2018). The transition to grandparenthood: A prospective study of mental health implications. *Aging & Mental Health, 22,* 336–343.

Cooney, T. M., & Smith, L. A. (1996). Young adults' relations with grandparents following recent parental divorce. *Journal of Gerontology: Social Sciences, 51B,* 91–95.

Copen, C., & Silverstein, M. (2007). Transmission of religious beliefs across generations: Do grandparents matter? *Journal of Comparative Family Studies, 38,* 497–510.

Crawford, M. (1981). Not disengaged: Grandparents in literature and reality, an empirical study in role satisfaction. *Sociological Review, 29,* 499–519.

Crawford, P. A., & Bhattacharya, S. (2014). Grand images: Exploring images of grandparents in picture books. *Journal of Research in Childhood Education, 28,* 128–144.

Creasey, G. L., & Kaliher, G. (1994). Age differences in grandchildren's perceptions of relations with grandparents. *Journal of Adolescence, 17,* 411–426.

Crosby, C. (2012). Grandparents as "spiritual guides". http://www.grandmagazine.com/2012/06/grandparents-as-spiritual-guides/.

Cuddeback, G. S. (2004). Kinship family foster care: A methodological and substantive synthesis of research. *Children and Youth Services Review, 26,* 623–639.

Daly, M., & Wilson, M. (1980). Discriminative parental solicitude: A biological perspective. *Journal of Marriage and the Family, 42,* 277–288.

Davis, D. (2015). Ditch those old grandma stereotypes. https://www.gagasisterhood.com/2015/ditch-those-old-grandma-stereotypes/.

Dench, G., & Ogg, J. (2002). *Grandparenting in Britain: A baseline study.* London: Institute of Community Studies.

Deprez, M. D. (2017). The role of grandparents in shaping faith formation of grand children: A case study. *Christian Education Journal, 14,* 109–127.

Di Gessa, G., Glaser, K., & Tinker, A. (2016a). The impact of caring for grandchildren on the health of grandparents in Europe: A life course approach. *Social Science and Medicine, 152,* 166–175.

Di Gessa, G., et al. (2016b). What drives national differences in intensive grandparental childcare in Europe. *Journal of Gerontology: Social Sciences, 71,* 141–153.

Dolan, M. M., et al. (2009). Parenting and the home environment provided by grandmothers of children in child welfare system. *Children and Youth Services Review, 31,* 784–796.

Dolbin-MacNab, M. L. (2006). Just like raising your own? Grandmothers' perspective of parenting a second time around. *Family Relations, 55,* 564–575.

Dolbin-MacNab, M. L., & Yancura, L. A. (2018). International perspectives on grandparents raising grandchildren: Contextual considerations for advancing global discourse. *The International Journal of Aging and Human Development, 86,* 3–33.

Downie, J. M., et al. (2010). Children living with their grandparents: Resilience and wellbeing. *International Journal of Social Welfare, 19,* 8–22.

Drew, L. M., & Silverstein, M. (2007). Grandparents' psychological well-being after loss of contact with their grandchildren. *Journal of Family Psychology, 21,* 372–379.

Drew, L. A., & Smith, P. K. (1999). The impact of parental separation/divorce on grandparents-grandchild relationships. *International Journal of Aging and Human Development, 48,* 191–216.

Dunifon, R., & Bajracharya, A. (2012). The role of grandparents in the lives of youth. *Jouurnal of Family Issues, 33,* 1168–1194.

Ehlers, W., & Lorenz, A. (1926). *Kinderheimat. Grundschullesebuch für das 2.–4. Schuljahr für Schleswig-Holstein.* Langensalza: Julius Beltz.

Ehmer, J. (1990). *Sozialgeschichte des Alters.* Frankfurt a. M.: Suhrkamp.

Eidlhuber, M. (2013). Was die "Neuen Großeltern" ausmacht. https://derstandard.at/1376534480213/Die-neuen-Grosseltern?_slide=1. Zugegriffen: 28. Aug. 2013.

Elgot, J. (15. Juni 2015). Mother loses bid to use dead daughter's frozen eggs to give birth to grandchild. *Guardian.*

Eli, K., et al. (2016). A question of balance: Explaining differences between parental and grandparental perspectives on preschoolers' feeding and physical activity. *Social Science and Medicine, 154,* 28–35.

Ellis, R. R., & Simmons, T. (2014). Coresident grandparents and their grandchildren: 2012: U.S. Department of Commerce. https://www.census.gov/content/dam/Census/library/publications/2014/demo/p20-576.pdf.

Emick, M. A., & Hayslip, B. (1999). Custodial grandparenting: Stresses, coping skills, and relationships with grandchildren. *International Journal of Aging and Human Development, 48,* 35–61.

Engstler, H., & Menning, S. (2005). Transition to grandparenthood in Germany: Historical change in the prevalence, age and duration of grandparenthood. http://citeseerx.ist.psu.edu/viewdoc/download;jsessionid=3411DC33BA85C4773728043689A72168?doi=10.1.1.509.5484&rep=rep1&type=pdf.

Ennulat, G. (2012). Die Großmutter im Märchen. In U. Heindricks et al. (Hrsg.), *Alter und Weisheit im Märchen. Forschungen aus der Welt der Märchen* (S. 76–88). Kreuzlingen: Hugendubel.

Ens, C., & Bond Jr., J. (2005). Death anxiety and personal growth in adolescents experiencing the death of a grandparent. *Death Studies, 29,* 171–178.

Erikson, E. (2003). *Identität und Lebenszyklus.* Frankfurt a. M.: Suhrkamp.

Euler, H., & Weitzel, B. (1995). Discriminative grandparental solicitude as reproductive strategy. *Human Nature, 7,* 39–59.

Evan-Zohar, A., & Sharlin, S. (2009). Grandchildhood: Adult granchildren's perception of their role towards their grandparents from an intergenerational perspective. *Journal of Comparative Family Studies, 40,* 167–185.

Familien in Baden-Württemberg. (2012). Generationenbeziehungen: Kinder – Eltern – Großeltern, Hg. vom Ministerium für Arbeit und Sozialordnung, Familie, Frauen und Senioren Baden-Württemberg, Stuttgart. http://www.statistik-bw.de/FaFo/Familien_in_BW/R20123.pdf.

Farrow, C. (2014). A comparison between the feeding practices of parents and grandparents. *Eating Behaviors, 15,* 339–342.

Ferguson, N. (2004). Children's contact with grandparents after divorce. *Family Matters, 67,* 36–41.

Ferguson, J. L., & Ready, D. D. (2011). Expanding notions of social reproduction: Grandparents' educational attainment and grandchildren's cognitive skills. *Early Childhood Research Quarterly, 26,* 216–226.

Filz, W. (2012). Böse, böser, am bösesten – Die Stiefmutter. https://www.deutschlandfunkkultur.de/boese-boeser-am-boesesten-die-stiefmutter.954.de.html?dram:article_id=232333.

Folwell, A. L., & Grant, J. A. (2006). Adult grandchildren's accounts of closeness and changes in their grandparent relationships. *Journal of the Northwest Communication Association, 35,* 1–21.

Franken, L. ([5]1992). *Großväter sind die besten. Ein Lesebuch mit Geschichten, Erinnerungen, Erlebnissen und Anregungen für alle Großväter von heute und morgen.* Bern: Scherz.

Fruhauf, C. A., Jarrott, S., & Allen, K. A. (2006). Grandchildren's perceptions of caring for grandparents. *Journal of Family Issues, 27,* 887–911.

Fruhauf, C. A., Orel, N. A., & Jenkins, D. A. (2009). The coming-out process of gay grandfathers: Perceptions of their adult children's influences. *Journal of GLBT Family Studies, 5,* 99–118.

Fung, H. H., et al. (2005). Meaning of grandparenthood: Do concerns about time and mortality matter? *Ageing International, 30,* 122–146.

Generationen-Barometer. (2009). Familie stark machen. http://www.familie-stark-machen.de/files/generationenbarometer09_pressemappe.pdf.

Gerlach, H., & Szillat, C. (2017). *Schwule im Alter: Studie zur Lebenssituation von männerliebenden Männern über 50 in Hamburg*. Berlin: Springer.

Gilrane, U., & O'Grady, T. (2011). Forgotten grievers: An exploration of the grief experience of bereaved grandparents. *International Journal of Palliatve Nursing, 17,* 170–176.

Göckenjan, G. (2000). *Das Alter würdigen. Altersbilder und Bedeutungswandel des Alters*. Frankfurt a. M.: Suhrkamp.

Goethe, J. W. (1977). *Sämtliche Werke. Artemis Gedenkausgabe*. Zürich: Artemis.

Goodrich, T. E. (2009). *Grandparents as adult mentors on reported adolescent risk-taking behaviors*. Merrill-Cazier Library: Utah State University.

Gratton, B., & Haber, C. (1996). Three phases in the history of American grandparents: Authority, burden, companion. *Generations, 20,* 7–12.

Gray, P. B., & Brogdon, E. (2017). Do step- and biological grandparents show differences in investment and emotional closeness with their grandchildren? *Evolutionary Psychology, 15,* 1–9.

Griggs, J., et al. (2010). ‚They've always been there for me': Grandparental involvement and child well-Being. *Children & Society, 24,* 200–214.

Grimm, J., & Grimm, W. (1971). *Deutsches Wörterbuch. 16 Bände in 32 Teilbänden*. München: Deutscher Taschenbuch Verlag.

Grundy, E., et al. (2012). Grandparenting and psychosocial health among older Chileans: A longitudinal analysis. *Aging and Mental Health, 16,* 1047–1057.

Gudjons, H. ([10]2008). *Pädagogisches Grundwissen*. Bad Heilbrunn: Klinkhardt.

Guist, I. (1992). Die beiden lieben, alten Großmütter. In E. Chvojka (Hrsg.), *Großmütter. Enkelkinder erinnern sich* (S. 118–122). Wien: Böhlau.

Gurven, M., & Kaplan, H. (2009). Beyond the grandmother hypothesis: Evolutionary models of human longevity. In J. Sokolovsky (Hrsg.), *The cultural context of aging: Worldwide perspectives* (S. 53–66). Westport: Praeger/Greenwood.

Hällsten, M., & Pfeffer, F. (2017). Grandadvantage: Family wealth and grandchildren's educational achievement in Sweden. *American Sociological Review, 82,* 328–360.

Hagestad, G. O. (2006). Transfers between grandparents and grandchildren: The importance of taking a three-generation perspective. *Zeitschrift für Familienforschung, 18,* 315–332.

Hammer, E. (2017). Großvater sein. Stuttgart: Klett-Cotta.

Hank, K., & Buber, I. (2009). Grandparents caring for their grandchildren: Findings from the 2004 survey of health, aging and retirement in Europe. *Journal of Family Issues, 30,* 53–73.

Hanks, R. S. (2001). „Grandma, what big teeth you have!" The social construction of grandparenting in American business and academs. *Journal of Family Issues, 22,* 652–676.

Harrison, L., & Harrington, R. (2001). Adolescents' bereavement experiences. Prevalence, association with depressive symptoms, and use of services. *Journal of Adolescence, 24,* 159–169.

Harwood, J. (2001). Comparing grandchildren's and grandparents' stake in their relationship. *International Journal of Aging and Human Development, 53,* 195–210.

Harwood, J., & Lin, M. C. (2000). Affiliation, pride, exchange, and distance in grandparents' account of relationships with their college-aged grandchildren. *Journal of Communication, 50,* 31–47.

Has, F. (1962). *Das Verhältnis der unehelichen Eltern zu ihrem Kinde. Ein soziologischer Beitrag zur Reform des Unehelichenrechts.* Berlin: Duncker & Humblot.

Haubold-Stolle, J. (2016). *Oma ist die beste. Eine Kulturgeschichte der Oma.* Berlin: Vergangenheitsverlag.

Hawkes, K., & Blurton Jones, N. B. (2005). Human age structures, paleodemography, and the grandmother hypothesis. In E. Voland, A. Chasiotis, & W. Schiefenhövel (Hrsg.), *Grandmotherhood. The evolutionary significance of the second half of female life* (S. 118–140). New Brunswick: Rutgers University Press.

Hawkes, K., O'Connell, J. F., & Blurton Jones, N. G. (1997). Hadza women's time allocation, offspring provisioning, and the evolution of long postmenopausqal life spans. *Current Anthropology, 38,* 551–565.

Hayslip, B. (2000). *Grandparents raising grandchildren: Theoretical, empirical, and clinical perspectives.* New York: Springer.

Hayslip, B., Henderson, C. E., & Shore, R. J. (2003). The structure of grandparental role meaning. *Journal of Adult Development, 10,* 1–11.

Hebblethwaite, S., & Norris, J. (2011). Expressions of generativity through family leisure: Experiences of grandparents and adult grandchildren. *Family Relations, 60,* 121–133.

Herlofson, K., & Hagestad, G. (2012). Transformations in the role of grandparents across welfare states. In S. Arber & V. Timonen (Hrsg.), *Contemporary grandparenting. Changing family relationships in global contexts* (S. 27–49). Bristol: The Policy Press.

Herlyn, I., & Lehmann, B. (1998). Großmutterschaft im Mehrgenerationenzusammenhang: Eine empirische Untersuchung aus der Perspektive von Großmüttern. *Zeitschrift für Familienforschung, 10,* 27–45.

Herdt, G., & Koff, B. (2000). *Something to tell you: The road families travel when a child is gay.* New York: Columbia University Press.

Hilbrand, S. (2017). Caregiving with and beyond the family is associated with lower mortality for the caregiver: A prospective study. *Evolution and Human Behavior, 38,* 397–403.

Hodgson, L. G. (1992). Adult grandchildren and their grandparents: The enduring bond. *International Journal of Aging and Human Development, 34,* 209–225.

Höpflinger, F., Hummel, C., & Hugentobler, V. (2006). *Enkelkinder und ihre Großeltern. Intergenerationelle Beziehungen im Wandel.* Zürich: Seismo.

Hoffman, M., & Burroughes, J. (1988). *My grandma has black hair*. New York: Dial.

Holladay, S., & Seipke, H. (2007). Communication between grandparents in geographically separated relationships. *Communication Studies, 58,* 281–297.

Hrdy, S. B. (2002). *Mutter Natur. Die weibliche Seite der Evolution*. Berlin: Berliner Taschenbuch.

Hughes, M. E., et al. (2007). All in the family: The impact of caring for grandchildren on grandparents' health. *Journal of Gerontology: Social Sciences, 62B,* 108–119.

Hugo, V. (2002). *L' art d' être un grand-père*. Paris: Gallimard.

Hurley, P. (2012). Grandparents before time: Exploring the needs and experiences of parents whose children become teenage parents. www.teenparents.ie/iopen24/pub/grandparents_before_time.doc.

Jamison, C., et al. (2002). Are all grandmothers equal? A review and a preliminary test of the "Grandmother Hypothesis" in Tokugawa Japan. *American Journal of Physical Anthropology, 119,* 67–76.

Janelli, L. M. (1988). Depictions of grandparents in children's literature. *Educational Gerontology, 14,* 193–202.

Janelli, L. M. (1994). Grandparent's depictions in children's literature: A revisit. *Gerontology and Geriatrics Education, 14,* 43–52.

Janelli, L. M., & Sorge, L. (2002). Portrayal of grandparents in children's storybooks. *Gerontology and Geriatrics Education, 22,* 69–88.

Janick, M. P., et al. (2000). Grandparent caregivers: Characteristics of the grandparents and the children with disabilities they care for. *Journal of Gerontological Social Work, 33,* 35–55.

Jordan, A. (2014). This couple has more than 28 times the average number of grandchildren. https://www.mirror.co.uk/news/ampp3d/couple-more-28-times-average-4396176.

Kahana, B., & Kahana, E. (1970). Grandparenthood from the perspective of the developing grandchild. *Developmental Psychology, 3,* 98–105.

Kaindl, M., & Schipfer, R. K. (2017). Familien in Zahlen 2016. Statistische Informationen zu Familien in Österreich. Bundesministerium für Familien und Jugend, Wien. http://www.oif.ac.at/fileadmin/OEIF/FiZ/fiz_2016.pdf.

Kaptijn, R., et al. (2013). Testing evolutionary theories of discriminative grandparental investment. *Journal of Biosocial Science, 45,* 289–310.

Kaspiew, R., et al. (2006). *Evaluation of the 2006 family law reform*. Melbourne: Australian Institute of Family Studies.

Kastner, H. (2009). *Täter Väter: Väter als Täter am eigenen Kind*. Wien: Überreuter.

Kaufmann, G., & Elder, G. H. (2003). Grandparenting and age identity. *Journal of Aging Studies, 17,* 269–282.

Keller, G. (2006). *Der grüne Heinrich. Erster und zweiter Band* (Historisch-Kritische Gottfried Keller-Ausage, Bd. 1). Basel: Stroemfeld.

Kennedy, G. E. (1992). Shared activities of grandparents and grandchildren. *Psychological Reports, 70,* 211–227.

Kemp, C. L. (2005). Dimensions of grandparent-adult grandchild relationships: From family ties to intergeneration friendships. *Canadian Journal on Aging, 24,* 161–178.

Kemkes-Grothenthaler, A. (2005). Of grandmothers, grandfathers and wicked step-grandparents: Differential impact of paternal grandparents on grandoffspring survival. *Historical Social Research, 30,* 219–239.

King, V. (2003). The legacy of grandparent's divorce for ties between grandparents and grandchildren. *Journal of Marriage and Family, 65,* 170–183.

King, V., & Elder, G. (1997). The legacy of grandparenting: Childhood experiences with grandparents and current involvement with grandchildren. *Journal of Marriage and Family, 59,* 848–859.

King, V., & Elder, G. (1999). Are religious grandparents more involved grandparents? *Journal of Gerontology: Social Sciences, 6,* 317–328.

Kivnick, H. (1983). Dimensions of grandparenthood meaning: Deductive conceptualization and empirical derivation. *Journal of Personality and Social Psychology, 44,* 1056–1068.

Klaus, D., & Mahne, K. (2017). Zeit gegen Geld? Der Austausch von Unterstützung zwischen den Generationen. In K. Mahne, J. K. Wolff, J. Simonson, & C. Tesch-Römer (Hrsg.), *Altern im Wandel. Zwei Jahrzehnte Deutscher Alterssurvey (DEAS)* (S. 247–256). Wiesbaden: Springer.

Kluge, F. ([23]1995). *Etymologisches Wörterbuch der deutschen Sprache.* Berlin: De Gruyter.

Kohli, M., et al. (2000). *Grunddaten zur Lebenssituation der 40–85jährigen deutschen Bevölkerung. Ergebnisse des Alters-Survey.* Berlin-Weißensee: Verlag Künemund.

Kolomer, S. R., & McCallion, P. (2005). Depression and caregiver mastery in grandfathers caring for their grandchildren. *International Journal of Aging and Human Development, 60,* 283–294.

Kornhaber, A. (1996). *Contemporary grandparenting.* Thousand Oaks: Sage Publication.

Kruk, E. (1995). Grandparent-grandchild contact loss: Findings from a study of "Grandparent Rights" members. *Canadian Journal on Aging, 14,* 737–754.

Kruk, E., & Hall, B. L. (1995). The disengagement of paternal grandparents subsequent to divorce. *Journal of Divorce and Remarriage, 23,* 131–147.

Kutschera, U. (2008). *Evolutionsbiologie.* Stuttgart: Ulmer.

La Barre, M. B. (1960). The significance of grandmothers in the psychopathology of children. *American Journal of Orthopsychiatry, 30,* 175–185.

Laham, S. M., Gonsalkorale, K., & von Hippel, W. (2005). Darwinian grandparenting: Preferential investment in more certain kids. *Personality and Social Psychology Bulletin, 31,* 63–72.

Lahdenperä, M., Russell, A. F., & Lummaa, V. (2007). Selection for long lifespan in men: Benefits of grandfathering? *Proceedings of the Royal Society, 274,* 2437–2444.

Lampkin, C. (2012). *Insights and spending habits of modern grandparents.* Washington DC: AARP: Research and Strategic Analysis.

Lasota, A. (2015). What do children learn from their parents and what from their grandparents? Changes in the perception of gender and family roles as seen from the developmental perspective. *Procedia – Social and Behavioral Sciences, 174,* 2467–2472.

Lauterbach, W. (1995). Die gemeinsame Lebenszeit von Familiengenerationen. *Zeitschrift für Soziologie, 24,* 22–41.

Lauterbach, W. (2002). Großelternschaft und Mehrgenerationenfamilien – Soziale Realität oder demographischer Mythos? *Zeitschrift für Gerontologie und Geriatrie, 35,* 540–555.

Lavers, C. A., & Sonuga-Barke, S. (1997). Annotation: On the grandmothers' role in the adjustment and maladjustment of grandchildren. *Journal of Child Psychology and Psychiatry, 7,* 747–753.

Lee, P., et al. (2016). The reproductive advantage of a long life: Longevity and senescence in wild female African elephants. *Behavioral Ecology and Sociobiology, 70,* 337–345.

Leinaweaver, J. (2014). Informal kinship-based fostering around the world: Anthropological findings. *Child Development Perspective, 8,* 131–136.

Leopold, T., & Skopek, J. (2015a). The demography of grandparenthood: An international profile. *Social Forces, 94,* 801–832.

Leopold, T., & Skopek, J. (2015b). The delay of grandparenthood: A cohort comparison in East and West Germany. *Journal of Marriage and Family, 77,* 441–460.

Leuthner, R. (2011). *Hilfe wir werden Großeltern: Was man als Oma und Opa wissen muss.* München: Piper.

Li, Y., et al. (2016). The grandparent-grandchild relationship and its effect on the development of young children's social competence. *Journal of Gerontology and Geriatric Research, 5,* 1–3.

Liebenwein, S. (2008). *Erziehung und soziale Milieus. Elterliche Erziehungsstile in milieuspezifischer Differenzierung.* Wiesbaden: VS Verlag.

Lopata, M., & Lopato, C. (2003). *Fortunate families: Catholic families with lesbian daughters and gay sons.* New York: Trafford Publishing.

Lorenz, A. (1985). *Das deutsche Familienbild in der Malerei des 19. Jahrhunderts.* Darmstadt: Wissenschaftliche Buchgesellschaft.

Lundholm, E., & Malmberg, G. (2009). Between elderly parents and grandchildren – Geographic proximity and trends in four-generation families. *Population Ageing, 2,* 121–137.

Mahne, K., & Huxhold, O. (2012). Social contact between grandparents and older grandchildren: A three generation perspective. In S. Arber & V. Timonen (Hrsg.), *Contemporary grandparenting. Changing family relationships in global contexts* (S. 225–246). Bristol: The Policy Press.

Mahne, K., & Huxhold, O. (2015). Grandparenthood and subjective well-being: Moderating effects of educational level. *Journals of Gerontology: Social Sciences, 70,* 782–792.

Mahne, K., & Klaus, D. (2017). Zwischen Enkelglück und (Groß-)Elternpflicht – Die Bedeutung und Ausgestaltung von Beziehungen zwischen Großeltern und Enkelkindern. In K. Mahne, J. K. Wolff, J. Simonson, & C. Tesch-Römer (Hrsg.), *Altern im Wandel. Zwei Jahrzehnte Deutscher Alterssurvey (DEAS)* (S. 231–245). Wiesbaden: Springer.

Mann, R. (2007). Out of the shadows? Grandfatherhood, age and masculinities. *Journal of Aging Studies, 21,* 281–291.

Mansson, D. H. (2013a). The grandchildren received affection scale: Examining affectual solidarity factors. *Southern Communication Journal, 78,* 70–90.

Mansson, D. H. (2013b). College students' mental health and their received affection from their grandparents. *Communication Research Reports, 30,* 157–168.

Mansson, D. H. (2014). Grandparents' expressed affection for their grandchildren: Examining the grandparents' own psychological health. *Communication Research Reports, 31,* 329–338.

Margolin, L. (1992). Sexual abuse by grandparents. *Child Abuse and Neglect, 16,* 735–741.

Margolis, R. (2016). The changing demography of grandparenthood. *Journal of Marriage and Family, 78,* 619–622.

Mason, J., May, V., & Clarke, L. (2007). Ambivalence and the paradoxes of grandparenting. *The Sociological Review, 55,* 687–706.

McGowen, M., Ladd, L., & Strom, R. (2006). On-line assessment of grandmother experience in raising grandchildren. *Educational Gerontology, 32,* 669–684.

Meinerts, E. (2012). *Das Großelternbuch: Ideen, Tipps und Anregungen für fröhliche Stunden mit dem Enkelkind.* München: Bassermann.

Michalski, R. L., & Shackelford, T. M. (2004). Grandparental investment as a function of relational uncertainty and emotional closeness with parents. *Human Nature, 16,* 293–305.

Michels, T., Albert, I., & Ferring, D. (2011). Emotional relations with grandparents and received support: The adolescent view. *Journal of Intergenerational Relationships, 9,* 264–280.

Michlíĉkov, E., & Španielov, M. (2016). The parent and grandparent roles from the perspective of contemporary Czech grandparents. *Studia Paedagogjca, 21,* 131–145.

Mitterauer, M. (1977). *Vom Patriarchat zur Partnerschaft: zum Strukturwandel der Familie.* München: Beck.

Millward, C. (1998). *Family relationships and intergenerational exchange in later life.* AIFS Working Paper15. Melbourne: Australian Institue of Family.

Minkler, M., Roe, K. M., & Price, M. (1992). The physical and emotional health of grandmothers raising grandchildren in the crack cocaine epidemic. *The Gerontologist, 32,* 752–761.

Minkler, M., et al. (1997). Depression in grandparents raising grandchildren. Results of a national longitudinal study. *Archives of Family Medicine, 6,* 445–452.

Mitterauer, M. (1992). *Familie und Arbeitsteilung. Historisch-vergleichende Studien.* Wien: Böhlau.

Modin, B., Erikson, R., & Vågerö, D. (2012). Intergenerational continuity in school performance: Do grandparents matter? *European Sociological Review, 29,* 858–870.

Moore, S., & Rosenthal, D. (2017). *Grandparenting. Contemporary perspectives.* London: Routledge.

Moorman, S., & Stokes, J. (2016). Solidarity in the grandparent-adult grandchild relationship and trajectories of depressive symptoms. *The Gerontologist, 56,* 408–420.

Müller, E. (1979). *Großvater, Enkel, Schwiegersohn. Untersuchungen zur Geschichte der Verwandtschaftsbezeichnungen im Deutschen.* Heidelberg: Winter.

Mueller, M. M., & Elder, G. H. (2003). Family contingencies across the generations: Grandparent-grandchild relationships in holistic perspective. *Journal of Marriage and Family, 65,* 404–417.

Mueller, M. M., Wilhelm, B., & Elder, G. L. (2001). Variations in grandparenting. *Research on Aging, 24,* 360–388.

Musil, C., et al. (2002). Parenting stress: A comparison of grandmother caretaker and mothers. *Journal of Mental Health and Aging, 8,* 197–210.

Musil, C., et al. (2009). Grandmother caregiving, family stress and strain, and depressive symptoms. *Western Journal of Nursing Research, 31,* 389–408.

Nehari, M., Grebler, D., & Toren, A. (2007). A voice unheard: Grandparents' grief over children who died of cancer. *Mortality, 12,* 66–78.

Neugarten, B. I., & Weinstein, K. (1964). The changing American grandparent. *Journal of Marriage and the Family, 26,* 199–204.

Newman, S., Faux, R., & Larimer, B. (1997). Children's views on aging: Their attitudes and values. *The Gerontologist, 37,* 412–417.

Noy, A., & Taubman – Ben-Ari, O. (2015). Becoming a grandparent – On transitions and transformations. In L. Findler & O. Taubman – Ben-Ari (Hrsg.), *Grandparents of children with disabilities. Theoretical perspectives of intergenerational relationships* (S. 19–37). New York: Springer.

Oerter, R. (2008). Großeltern zwischen Tradition und Innovation. In G. Klosinski (Hrsg.), *Großeltern heute – Hilfe oder Hemmnis?* (S. 13–32). Tübingen: Attempto.

Orel, N. A., & Fruhauf, C. (2006). Lesbian and bisexual grandmother's perceptions of the grandparent-grandchild relationships. *Journal of GLBT Family Studies, 2,* 43–70.

Oser, F. (5. März 2007). Oma und Opa werten anders als Eltern. *Schweizerischer Nationalfonds: Horizonte.*

Osthold, F. (2015). Umgangsrecht der Großeltern mit ihren Enkeln nach § 1685 BGB. http://www.kanzlei-poppe.eu/publikationen_details_405_13_303_118.html.

Pashos, A. (2000). Does paternal uncertainty explain discriminative grandparental solicitude? A cross-cultural study in Greece and Germany. *Evolution and Human Behavior, 21,* 97–109.

Pashos, A., et al. (2016). Kin-investment by step-grandparents – More than expected. *Evolutionary Psychology, 14,* 1–13.

Patrick, J. H., & Henrie, J. A. (2015). Religious doubt and spiritual growth among adults bereaved of a grandparent. *Journal of Religion, Spirituality and Aging, 27,* 93–107.

Pearce, A., et al. (2010). Is childcare associated with the risk of overweight and obesity in the early years? Findings from the UK Millenium Cohort Study. *International Journal of Obesity, 34,* 1160–1168.

Peccei, J. S. (2001). A critique of the grandmother hypotheses: Old and new. *American Journal of Human Biology, 13,* 434–452.

Peccei, J. S. (2005). Menopause. Adaptation and epiphenomenon. In E. Voland, A. Chasiotis, & W. Schiefenhövel (Hrsg.), *Grandmotherhood. The evolutionary significance of the second half of female life* (S. 38–58). New Brunswick: Rutgers University Press.

Perrig-Chiello, P. (2017). Großeltern – Garanten von Solidarität und Wohlbefinden in Familien. https://www.familienhandbuch.de/familie-leben/familienformen/grosseltern/GrosselternGarantenvonSolidaritaet.php.

Piaget, J. (2016). *Meine Theorie der geistigen Entwicklung.* Weinheim: Beltz.

Pollet, T. V. (2007). Maternal grandmothers do go the extra mile: Factoring distance and lineage into differential contact with grandchildren. *Evolutionary Psychology, 5,* 832–843.

Pratt, M. W., et al. (2008). Intergenerational transmission of values: Family generativity and adolescents' narratives of parent and grandparent value teaching. *Journal of Personality, 76,* 171–198.

Pruchno, R. (1999). Raising grandchildren: The experiences of black and white grandmothers. *The Gerontologist, 39,* 209–221.

Pulgaron, E. R., et al. (2017). Grandparent involvement and children's health outcomes: The current state on the literature. *Families, Systems and Health, 34,* 260–269.

Purcal, C., et al. (2014). Grandparents raising grandchildren: Impacts of lifecourse stage on the experiences and costs of care. *Australien Journal of Social Issues, 49,* 467–488.

Quadrello, T., et al. (2005). Grandparents use of new communication technologies in a European perspective. *European Journal of Aging, 2,* 200–207.

Radel, L., & Bramlett, M. (2014). *Children in nonparental care: Findings from the 2011–2012 national survey of children's health*. Washington DC: U.S. Department of Health & Human Services.

Rappaport, E. (1958). The grandparent syndrome. *Psychoanalytic Quarterly, 27,* 518–537.

Reed, M. L. (2003). Grandparents' grief – Who is listening ? *The Forum, 29,* 1–3.

Reitzes, D. C., & Mutran, E. J. (2004). Grandparent identity, intergenerational family identity, and well-being. *Journal of Gerontology: Social Sciences, 59B,* 213–219.

Renzenbrink, I. (2002). 'In my heart he's still there'. Children's responses to the death of a grandparent. *Bereavement Care, 21,* 6–8.

Rigby, E., et al. (2015). Surviving intervention: Grandparent's struggle to maintain relationships with their grandchildren following contact with child protection services. *Children Australia,* 1–8. doi: 10.1017/cha.2015.51.

Roberto, K. A., & Stroes, J. (1992). Grandchildren and grandparents: Roles, influences, and relationships. *International Journal of Aging and Human Development, 34,* 227–239.

Roe, K. M., et al. (1996). Health of grandmothers raising children of the crack cocaine epidemic. *Medical Care, 34,* 1072–1084.

Rogge, J.-U. (^{2}2003). *Der große Erziehungsberater*. Reinbek: Rowohlt.

Rosenthal, D., & Moore, S. (2012). *New age nana. Being a grandmother in the 21st century*. Newport: Big Sky Publishing.

Rousseau, J.-J. (1981). *Emil oder Über die Erziehung*. Paderborn: Schöningh.

Ruiz, S. A., & Silverstein, M. (2007). Relationships with grandparents and the emotional well-being of late adolescent and young adult grandchildren. *Journal of Social Issues, 63,* 793–808.

Sands, R. G., et al. (2009). The voices of grandchildren of grandparent caregivers: A strengths-resilience perspective. *Child Welfare, 88,* 25–45.

Sartre, J. J. (1988). *Die Wörter*. Reinbek: Rowohlt.

Scheidl, G. M. (1989). *Oma Kathi hat ein Geheimnis*. Wien: Herder.

Schenda, R. (1983). Die Alterstreppe. Geschichte einer Popularisierung. In P. Joerissen & C. K. Will (Hrsg.), *Die Lebenstreppe. Bilder des menschlichen Lebens* (S. 11–24). Köln: Rheinland.

Scherrer, K. S. (2010). The intergenerational family relationships of grandparents and GLBQ grandchildren. *Journal of GLBT Family Studies, 6,* 229–264.

Schindler, R. (2005). Johanna Spyris Religion der Großmütter. In H. F. Rupp et al. (Hrsg.), *Denk-Würdige Stationen der Religionspädagogik* (S. 199–219). Jena: IKS Garamond.

Schlumbohm, J. (Hrsg.). (1983). *Kinderstuben. Wie Kinder zu Bauern, Bürgern, Aristokraten wurden*. München: dtv.

Scholta, M. (1989). Integration des alten Menschen in das Familiale Beziehungs- und Stützsystem. In Bundesministerium für Umwelt, Jugend und Familie (Hrsg.), *Lebenswelt Familie* (S. 401–451). Wien: Bundesministerium für Umwelt, Jugend und Familie.

Schweitzer, F. (2008). Großeltern als religiöse Erzieher. Romantische Reminiszenz oder vergessene Realität? In G. Klosinski (Hrsg.), *Großeltern heute – Hilfe oder Hemmnis?* (S. 81–89). Tübingen: Attempto.

Sciplino, C., et al. (2010). Representations of grandparents in children's books in Britain, Italy, Greece, Finland, and Poland. *Journal of Intergenerational Relationships, 8,* 298–316.

Scommegna, P. (2012). More U.S. children raised by grandparents. In Population Reference Bureau. http://www.prb.org/Publications/Articles/2012/US-children-grandparents.aspx.

Sheridan, K. (2011). The role of grandparents in preventing aggressive and other externalizinig behavior problems in children from rural, methampetamine-involved families. *Children and Youth Services Review, 33,* 1583–1593.

Sieder, R. (1987). *Sozialgeschichte der Familie.* Frankfurt a. M.: Suhrkamp.

Silverstein, M., & Marenco, A. (2001). How Americans enact the grandparent role across the family life course. *Journal of Family Issues, 22,* 493–522.

Sims, M., & Rofail, M. (2013). The experiences of grandparents who have limited or no contact with their grandchildren. *Journal of Aging Studies, 27,* 377–386.

Singh, A., & Misra, N. (2009). Loneliness, depression and sociability in old age. *Industrial Psychiatry Journal, 9,* 51–54.

Skopek, J., & Leopold, T. (2017). Who becomes a grandparent – And when? Educational differences in the chances and timing of grandparenthood. *Demographic Research, 37,* 917–928.

Smith, P. K. (1991). Introduction: The study of grandparenthood. In P. K. Smith (Hrsg.), *The psychology of grandparenthood. An international perspective* (S. 157–176). London: Routledge.

Smith, P. K. (2005). Grandparents and grandchildren. *The Psychologist, 18,* 684–687.

Smorti, M., Tschiesner, R., & Farneti, A. (2012). Grandparents-grandchildren relationship. *Procedia – Social and Behavioral Sciences, 46,* 895–898.

Somary, K., & Stricker, G. (1998). Becoming a grandparent: A longitudinal study of expectations and early experiences as a function of sex and lineage. *The Gerontologist, 38,* 53–61.

Sommer-Himmel, R. (2001). Großeltern heute. Betreuen, erziehen, verwöhnen. Eine qualitative Studie zum Betreuungsalltag mit Enkelkindern, USP International.

Spiewak, M. (2011). Großeltern. So nah wie nie zuvor. *Zeit online.* https://www.zeit.de/2011/52/Grosseltern/komplettansicht.

Spira, M., & Wall, J. (2006). Issues in multigenerational families: Adolescents' perceptions of grandparents' declining health. *Child and Adolescents Social Work Journal, 23,* 390–406.

Spitteler, C. (1986). *Meine frühesten Erlebnisse.* Zürich: Artemis.

Spyri, J. (2013). *Heidi – Vollständige Ausgabe. Erster und zweiter Teil.* Köln: Anaconda.

Statista. (2016). Entwicklung der Lebenserwartung bei Geburt in Deutschland nach Geschlecht in den Jahren von 1950 bis 2060 (in Jahren). https://de.statista.com/statistik/daten/studie/273406/umfrage/entwicklung-der-lebenserwartung-bei-geburt–in-deutschland-nach-geschlecht/.

Statista. (2017). https://de.statista.com/statistik/daten/studie/200065/umfrage/geburtenziffern-in-ausgewaehlten-laendern-europas/.

Statista. (2018). https://de.statista.com/statistik/daten/studie/273406/umfrage/entwicklung-der-lebenserwartung-bei-geburt–in-deutschland-nach-geschlecht/.

Statistisches Bundesamt. (2013). Geburtentrends und Familiensituation in Deutschland. https://www.destatis.de/DE/Publikationen/Thematisch/Bevoelkerung/HaushalteMikrozensus/Geburtentrends5122203129004.pdf?__blob=publicationFile.

Statistisches Bundesamt. (2016). Durchschnittliche weitere Lebenserwartung nach Altersstufen. https://www.destatis.de/DE/ZahlenFakten/GesellschaftStaat/Bevoelkerung/Sterbefaelle/Tabellen/Lebenserwartung.pdf?__blob=publicationFile.

Stelle, C., et al. (2010). Grandparenting in the 21st century: Issues of diversity in grandparent-grandchild relationships. *Journal of Gerontological Social Work, 53,* 682–701.

Stifter, A. (1985). *Werke in 4 Bänden. Band III: Studien.* München: Winkler.

Stohrer, I., & Klosinski, G. (2008). Wie weit prägte die Großmutter die Persönlichkeit von Karl May. In G. Klosinski (Hrsg.), *Großeltern heute – Hilfe oder Hemmnis? Analysen und Perspektiven für die pädagogisch-psychologische Praxis* (S. 129–148). Tübingen: Attempto.

Stoppard, M. (2016). *Das Großeltern-Buch: Der Ratgeber für eine ganz besondere Beziehung.* München: Dorling Kindersley.

Strauss, C. A. (1946). Grandma made Johnny delinquent. *American Journal of Orthopsychiatry, 13,* 343–347.

Szinovacz, M. E. (1998). Grandparents today: A demographic profile. *The Gerontologist, 38,* 37–52.

Szinovacz, M. E., DeViney, S., & Atkinson, M. P. (1999). Effects of surrogate parenting on grandparents' well-being. *Journal of Gerontology: Social Sciences, 54B,* 376–388.

Tanskanen, A. O. (2013). The association between grandmaternal investment and early years overweight in the UK. *Evolutionary Psychology, 11,* 417–425.

Tanskanen, A. O., & Danielsbacka, M. (2012). Beneficial effects of grandparental involvement vary by lineage in the UK. *Personality and Individual Differences, 53,* 985–988.

Tanskanen, A. O., Danielsbacka, M., & Coall, D. (2017). *Entry in grandparenthood and subjective well-being among older Europeans.* Turku Center for Welfare Research. Working Papers on Social and Economic (Issues 6/2017).

Tarrant, A. (2012). Grandfathering: The construction of new identities and masculinities. In S. Arber & V. Timonen (Hrsg.), *Contemporary grandparenting. Changing family relationships in global contexts* (S. 181–201). Bristol: The Policy Press.

Taubmann – Ben-Ari, O., & Ben Shlomo, S. (2016). Measuring personal growth of new grandparents: A practical tool for social workers. *Research on Social Work Practice, 26,* 704–711.

Taubmann – Ben-Ari, O., Ben Shlomo, S., & Findler, L. (2014). First-time parents' and grandparents' perceptions of personal growth: A dyadic approach. *Journal of Family Social Work, 17,* 229–250.

Thang, L. L., et al. (2011). Being a good grandparent: Roles and expectations in intergenerational relationships in Japan and Singapore. *Marriage and Family Review, 45,* 548–570.

Thiele, D., & Whelan, T. (2008). The relationship between grandparent satisfaction, meaning, and generativity. *International Journal of Aging and Human Development, 66,* 21–48.

Tornello, S. L., & Patterson, C. J. (2016). Gay grandfathers: Intergenerational relationships and mental health. *Journal of Family Psychology, 30,* 543–551.

Triadó, C., et al. (2005). The meaning of grandparenthood: Do adolescent grandchildren perceive the relationship and role in the same way as their grandparents do? *Journal of Intergenerational Relationships, 3,* 101–121.

Triadó, C., et al. (2014). Grandparents who provide auxiliary care for their grandchildren: Satisfaction, difficulties, and impacts on their health and well-being. *Journal of Intergenerational Relationships, 12,* 113–127.

Uhlenberg, P., & Hammill, B. G. (1998). Frequency of grandparent contact with grandchild sets: Six factors that make a difference. *The Gerontologist, 38,* 276–285.

Uhlenberg, P., & Kirby, J. B. (1998). Grandparenthood over time: Historical and demographic trends. In M. Scinovacz (Hrsg.), *Handbook on grandparenthood* (S. 22–39). Westport: Greenwood.

Vennebusch, P. (2017). *Oma für Einsteiger*. München: Ars Edition.

Viguer, P., et al. (2010). Grandparent and grandchild relationships from the children's perspective: Shared activities and socialization style. *The Spanish Journal of Psychology, 13,* 708–717.

Villar, F., Celdrán, M., & Triadó, C. (2012). Grandmothers offering regular auxiliary care for their grandchildren: An expression of generativity in later life. *Journal of Women and Aging, 24,* 292–312.

Vindivere, S. et al (2012). Children in nonparental care. A review of literature and analysis of data gaps. US Department of Health and Human Services. https://aspe.hhs.gov/system/files/pdf/76911/rpt_nonparentalcare.pdf.

Vögele, J. (2009). Wenn das Leben mit dem Tod beginnt: Säuglingssterblichkeit und Gesellschaft in historischer Perspektive. *Historical Social Research, 34,* 66–82.

Voland, E., & Beise, J. (2005a). Bilanzen des Alters: Oder: Was lehren uns ostfriesische Kirchenbücher über die Evolution von Großmüttern? *Historical Social Research, 30,* 205–218.

Voland, E., & Beise, J. (2005b). „The husband's mother is the devil in house". Data on the impact of the mother-in-law on stillbirth mortality in historical Krummhörn (1750–1874) and some thoughts on the evolution of postgenerative female life. In E. Voland, A. Chasiotis, & W. Schiefenhövel (Hrsg.), *Grandmotherhood. The evolutionary significance of the second half of female life* (S. 239–255). New Brunswick: Rutgers University Press.

Vollmer, H. (1937). The grandmother: A problem in child rearing. *American Journal of Orthopsychiatry, 7,* 378–382.

Voracek, M., Haubner, T., & Fisher, M. L. (2008). Recent decline in nonpaternity rates: Across-temporal meta-analysis. *Psychological Reports, 103,* 799–811.

Waldrop, D. P. (2003). Caregiving issues for grandmothers raising their grandchildren. *Journal of Human Bhavior in the Social Environment, 7,* 201–223.

Walker, M. L., & Herndon, J. G. (2008). Menopause in nonhuman primates? *Biology of Reproduction, 79,* 398–406.

Wearing, B. M., & Wearing, C. G. (1996). Women breaking out: Changing discourses on grandmotherhood. *Journal of Family Studies, 2,* 165–177.

Weber, T. (Hrsg.). (1991). *Mägde. Lebenserinnerungen an die Dienstbotenzeit bei Bauern.* Wien: Böhlau.

Weber, J. A., & Absher, A. (2003). Grandparents and grandchildren: A ‚memory box' course assignment. *Gerontology and Geriatrics Education, 24,* 75–86.

Weltbevölkerung. (2017). http://countrymeters.info/de/World.

Werner, P., Lowenstein, A., & Katz, R. (1998). The meaning of grandparenthood: A critical review and research agenda. *Aging Clinical and Experimental Research, 10,* 431–439.

Whalen, D. M., Bigner, J., & Barber, C. E. (2000). The grandmother role as experienced by lesbian women. *Journal of Woman and Aging, 12*(3/4), 39–57.

Wheelock, J., & Jones, K. (2002). 'Grandparents are the best thing': Informal childcare for working parents in urban Britain. *Journal of Policy, 31,* 441–463.

Willi, A. (1988). *Im Reiche der Großeltern. Geschichten und Erinnerungen deutschsprachiger Dichter.* Frankfurt a. M.: Fischer.

Williams, G. C. (1957). Pleiotropy, natural selection, and the evolution of senescence. *Evolution, 11,* 398–411.

Williams, M. N. (2011). The changing roles of grandparents raising grandchildren. *Journal of Human Behavior in the Social Environment, 21,* 948–962.

Winefield, H., & Air, T. (2010). Grandparenting: Diversity in grandparent experiences and needs for healthcare and support. *International Journal of Evidenced-Based Healthcare, 8,* 277–283.

Wiscott, R., & Kopera-Frye, K. (2000). Sharing of culture: Adult grandchildren's percepetions of intergenerational relations. *International Journal of Aging and Human Development, 51,* 199–215.

Woodbridge, S., Buys, L., & Miller, E. (2011). 'My grandchild has a disability': Impact on grandparenting identity, roles and relationships. *Journal of Aging Studies, 25,* 355–363.

Xu, H. (2018). Physical and mental health of Chinese grandparents caring for grandchildren and great-grandparents. *Social Science and Medicine, 205,* 49–58.

Yahirun, J., et al. (2018). Step-grandparenthood in the United States. *Journals of Gerontology: Social Sciences, 6,* 1055–1065.

Yorgason, J. B., Padilla-Walker, L., & Jackson, J. (2011). Nonresidential grandparents' emotional and financial involvement in relation to early adolescent grandchild outcomes. *Journal of Research on Adolescence, 21,* 552–558.

Young, C., & Denson, L. A. (2014). Psychological health and provision of grandchild care in non-custodial baby boomer grandparents. *Journal of Family Studies, 20,* 88–100.

Youngblut, J., et al. (2010). Grandparent health and functioning after a grandchild's death. *Journal of Pediatric Nursing, 25,* 352–359.

Youngblut, J., et al. (2015). Health and functioning in grandparents after a young grandchild's death. *Journal of Community Health, 40,* 956–966.

Zhou, J., et al. (2017). The impact of caring for grandchildren on grandparents' physical health outcomes: The role of intergenerational support. *Research on Aging, 39,* 612–634.

Ziss, E. (Hrsg.). (1994). *Ziehkinder*. Wien: Böhlau.

Zuckmayer, C. (1966). *Als wär's ein Stück von mir: Horen der Freundschaft.* Frankfurt a. M.: Fischer.

Zittlau, J. (2013). Alte Väter sind schlecht für das Kinderhirn: Welt vom 17.12.2013: https://urldefense.proofpoint.com/v2/url?u=https-3A__www.welt.de_gesundheit_article123027083_Alte-2DVaeter-2Dsind-2Dschlecht-2Dfuer-2Ddas-2DKinderhirn.html&d=DwMGaQ&c=vh6FgFnduejNhPPD0fl_yRaSfZy8CWbWnIf4XJhSqx8&r=e2TQK8f2wD7-TpOYUUyfZ_KEo9irPgzS3aLhPdKVVinAbW1gSvG9b3dL3IPDiMsO&m=YWhBXDN3tl_GddPO-agWIM0VLoxkbdZFsicE_uq57Q8M&s=dUM6NE4PV6Od7q_Mcwg-J8BDf0HeSBud8hVUW-RUOx3A&e=https://www.welt.de/gesundheit/article123027083/Alte-Vaeter-sind-schlecht-fuer-das-Kinderhirn.html

Sachverzeichnis

A. A. Bucher, *Lebensernte*, https://doi.org/10.1007/978-3-662-57988-6

H

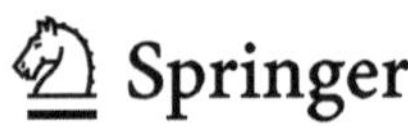

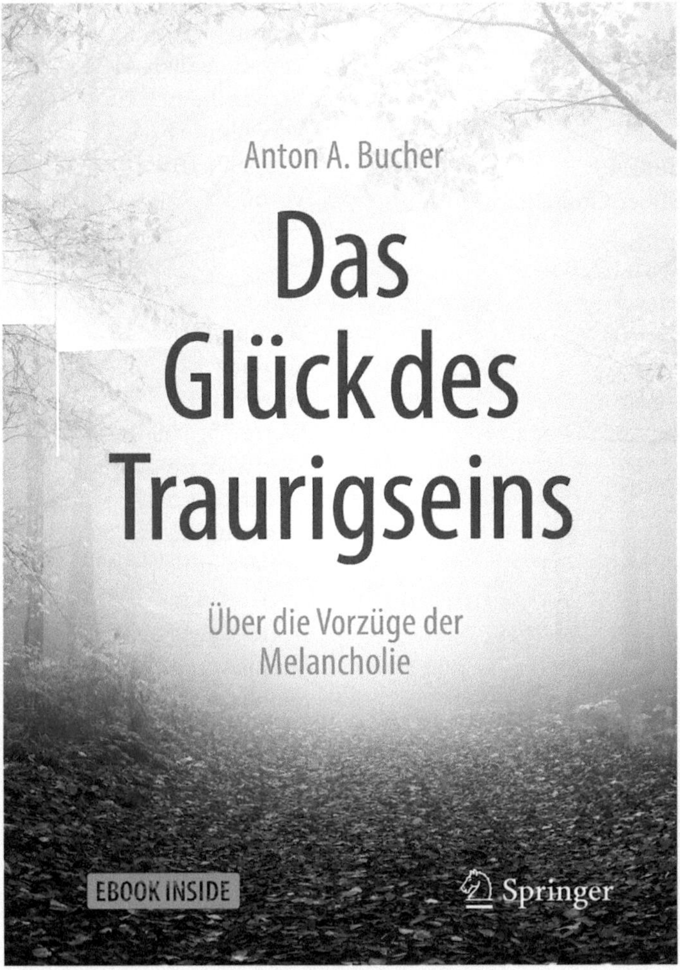